眼、耳鼻咽喉与口腔科
疾病诊疗技术

主编 呼明燕 等

吉林科学技术出版社

图书在版编目（CIP）数据

眼、耳鼻咽喉与口腔科疾病诊疗技术 / 呼明燕等主
编. -- 长春 : 吉林科学技术出版社，2022.5
ISBN 978-7-5578-9516-7

Ⅰ．①眼… Ⅱ．①呼… Ⅲ．①五官科学－疾病－诊疗
Ⅳ．①R76

中国版本图书馆 CIP 数据核字(2022)第 115950 号

眼、耳鼻咽喉与口腔科疾病诊疗技术

主　　编	呼明燕 等	
出 版 人	宛　霞	
责任编辑	练闽琼	
封面设计	猎英图书	
制　　版	猎英图书	
幅面尺寸	185mm×260mm	
开　　本	16	
字　　数	176 千字	
印　　张	7.125	
印　　数	1–1500 册	
版　　次	2022年5月第1版	
印　　次	2022年5月第1次印刷	

出　　版　吉林科学技术出版社
发　　行　吉林科学技术出版社
地　　址　长春市南关区福祉大路5788号出版大厦A座
邮　　编　130118
发行部电话/传真　0431-81629529　81629530　81629531
　　　　　　　　　　81629532　81629533　81629534
储运部电话　0431-86059116
编辑部电话　0431-81629510
印　　刷　廊坊市印艺阁数字科技有限公司

书　　号　ISBN 978-7-5578-9516-7
定　　价　40.00 元

前 言

眼耳鼻咽喉的大部分结构部位深在，结构复杂，难以直窥，因此很多传统常规的非恶性肿瘤手术都是在自然解剖通道内"半盲"的情况下完成的，而且有些部位，如颅底跨学科解剖区被视为手术禁忌。随着临床解剖学和功能保留整复式技术的提高，耳鼻咽喉头颈外科学突破了传统范畴和术式限制，近年由于高科技成果在医学领域的应用，推动眼耳鼻咽喉科突飞猛进的发展，本着吐故纳新、与时俱进的精神。

为适应临床需要，在编写过程中紧紧围绕培养目标，结合专业特点，对各专科的基本理论和基本知识，本着"必需和实用"的原则进行编写。

前　言

目 录

第一章　结膜炎症

第一节　结膜炎概述

结膜炎占结膜病首位，是眼科的常见病和多发病。结膜与外界直接接触，易受外界理化因素的刺激，也容易受到感染和外伤。但结膜本身也存在着特异性和非特异性等诸多的天然防御功能，对感染有相当的抵抗能力，对预防和抑制感染的发生起着重要作用。结膜组织中弥漫分布着各种免疫细胞，如 T 细胞、B 细胞和吞噬细胞等，是重要的免疫屏障；正常泪液中也含有多种抗菌物质，如溶菌酶、乳铁蛋白、分泌型 IgA 和补体等，这些物质可清除致病菌，阻止细菌黏附到结膜表面，可限制细菌的繁殖，阻断感染过程。

正常情况下结膜囊内可存有细菌，90%的人结膜囊内可分离出细菌，其中35%的人更可分离出一种以上的细菌，这些正常菌群主要是表皮葡萄球菌（＞60%），类白喉杆菌（35%）和厌氧的痤疮丙酸杆菌，这些细菌可通过释放抗生素样物质和代谢产物，减少其他致病菌的侵袭。当致病菌的侵害强于宿主的防御功能或宿主的防御功能受到破坏的情况下，如干眼、长期使用肾上腺皮质激素等，即可发生感染。

一、病因

结膜炎的病因可根据其不同性质分为感染性和非感染性两大类。

（1）感染性：由于病原微生物感染所致的结膜炎症。

（2）非感染性：以局部或全身的变态反应引起的过敏性炎症最常见，外界的理化因素，如光、各种化学物质也可成为致病因素。

二、分类

根据结膜炎的病情及病程，可分为急性、亚急性和慢性三类；根据病因又可分为细菌性、病毒性、衣原体性、真菌性和变态反应性等；根据结膜的病变特点，可分为急性滤泡性结膜炎、慢性滤泡性结膜炎、膜性及假膜性结膜炎等。

三、临床表现

结膜充血和分泌物增多是各种结膜炎的共同特点，炎症可为单眼或双眼同时/先后发病。

1．症状

患眼异物感、烧灼感、眼睑沉重、分泌物增多，当病变累及角膜时，可出现畏光、流泪及不同程度的视力下降。

2．体征

结膜炎的体征是正确诊断各种不同结膜炎的重要依据。

（1）结膜充血：结膜血管充血的特点是越近穹隆部充血越明显，而越靠近角膜缘充血越轻，血管呈网状分布，颜色鲜红，可伸入角膜周边形成角膜血管翳，滴用肾上腺素之后充血很快消失。

（2）分泌物：分泌物的性质可因结膜炎的病因不同而有所不同。脓性分泌物多见于淋球菌性结膜炎；黏液脓性或卡他性分泌物多见于细菌性或衣原体性结膜炎，常可坚固地黏于睫毛，使晨起眼睑睁开困难；水样分泌物通常见于病毒性结膜炎。

（3）结膜水肿：结膜炎症致使结膜血管扩张、渗出导致组织水肿，因球结膜及穹隆结膜组织松弛，水肿时隆起明显；而睑结膜与睑板紧密相连，水肿表现不显著。

（4）结膜下出血：多为点状或小片状，病毒所致的流行性出血性结膜炎常可伴结膜下出血。

（5）乳头增生：是结膜炎症的非特异性体征，可位于睑结膜或角膜缘，表现为隆起的多角形马赛克样外观，充血区域被苍白的沟隙所分离。裂隙灯下可见每一乳头内部都有一中央血管，并在乳头表面呈轮辐样散开。乳头实际上是来源于中央血管的渗出和炎症细胞，主要是多形核白细胞的浸润所导致的结膜肿胀。组织学上，将结膜上皮与其下组织锚固的细小结缔组织隔在乳头的形成中起着重要作用，这些结缔组织隔使乳头的大小限制在 1mm 以内。这种锚隔越到睑板上缘越少，因此翻转上睑时，睑板上缘处的结膜可呈波浪状，貌似巨型乳头或滤泡，但实际上这可能是一种正常现象，所以不宜用睑板上缘区域来分析乳头或滤泡的临床征象。沙眼常伴有明显的乳头增生。

巨乳头的形成是由于起锚固作用的细小结缔组织隔崩解断裂所致，巨乳头的直径＞1mm，多发生于上睑结膜，常见春季卡他性结膜炎、接触镜性巨乳头性结膜炎。

（6）滤泡：滤泡呈黄白色、光滑的圆形隆起，直径 0.5～2.0mm，但在有些情况下如衣原体性结膜炎，也可出现更大的滤泡；滤泡的中心是淋巴样的生发中心和纤维组织，没有血管，但表面有血管分布。在儿童和年轻人中，正常情况下结膜尤其是颞下穹隆结膜也可见到的生理性滤泡。病毒性结膜炎和衣原体性结膜炎常因伴有明显的滤泡形成，被称为急性滤泡性结膜炎或慢性滤泡性结膜炎。

（7）膜与伪膜：膜是附着在结膜表面的纤维素渗出，伪膜易于剥离，而真膜不易分离，强行剥离后创面出血，二者本质的不同在于炎症反应程度的差异，真膜的炎症反应更为剧烈，白喉杆菌引起严重的膜性结膜炎；β-溶血性链球菌、肺炎杆菌、淋球菌、腺病毒、包涵体等均可引起膜性或伪膜性结膜炎。

（8）瘢痕：结膜上皮的损伤不会导致瘢痕的形成，基质组织的损伤是结膜瘢痕形成的组织学基础。早期的结膜瘢痕化表现有结膜穹隆部缩窄和结膜上皮下纤维化，这种结膜下瘢痕可进一步引起一系列远期并发症，如瘢痕性睑内翻和倒睫。如果瘢痕化过程持续发展，结膜穹隆进一步缩窄，即可出现睑球粘连；在眼部类天疱疮等慢性瘢痕化疾病的晚期，穹隆部完全消失，上皮角化，睑缘粘连。沙眼通常伴有明显的结膜瘢痕，出现在上睑睑板上缘的线状上皮下纤维瘢痕，称为 Arlt 线，是沙眼的一个重要体征。

（9）耳前淋巴结肿大：病毒性结膜炎常伴有耳前淋巴结肿大。

（10）假性上睑下垂：由于细胞浸润或瘢痕形成使上睑组织肥厚，引起轻度上睑下垂，多见于沙眼晚期。

（11）结膜肉芽肿：较少见，可见于结核、麻风、梅毒及立克次体等引起的慢性炎症。

四、诊断

结膜炎的临床特征明显，诊断并不困难，但由于结膜炎病因的多样性，相互之间的鉴别诊断尤为重要，以下 3 个环节不容忽视。

（1）临床检查是最基本，也是最重要的。首先根据患者的发病过程和临床表现可有初步判断，如感染性结膜炎通常是双眼发病，并可累及家人；大多数急性病毒性结膜炎最先是一眼发病，而后另眼发病；沙眼的病变以上睑为主；而病毒所致的急性滤泡性结膜炎则是以下睑为主；细菌性结膜炎的卡他症状更为显著；淋球菌所致的炎症则出现大量的脓性分泌物；这些病变特点皆有助于诊断。

（2）结膜刮片的革兰氏染色和吉姆萨染色初步确定病原菌的种类和结膜的炎症反应特点，如果以多形核白细胞的浸润为主，常提示细菌或衣原体感染；如单核细胞增多或出现多核巨细胞，可能是病毒性感染；如上皮细胞胞质内有包涵体，并有淋巴细胞、浆细胞，则提示衣原体感染。

（3）结膜的细菌学检查、结膜刮片和分泌物的细菌培养和药敏试验，有助于病原学的诊断和指导治疗，如考虑是衣原体或病毒感染，可做实验室病原体分离或应用 PCR 技术帮助诊断。

五、预防和治疗原则

（一）预防

结膜炎多是接触传染，故应提倡勤洗手，避免随意揉眼。提倡流水洗脸，毛巾、手帕等物品要与他人分开使用，并经常清洗消毒。对传染性结膜炎患者应采取一定的隔离措施，更不允许到公共游泳区游泳，医务人员在接触患者之后也必须洗手消毒，预防交叉感染。如果一眼患结膜炎，必须告诉患者保护健眼不受感染。

凡工作环境多风、尘烟等刺激者，应改善环境和戴保护眼镜，以防引起结膜炎。对公共场所如浴室、餐厅、游泳池要进行卫生宣传，定期检查和加强管理。

（二）治疗

1. 局部治疗

（1）冲洗结膜囊：结膜囊内有分泌物时，应进行冲洗，其作用主要是清洁，所用清洗剂应为无刺激性，常用者为生理盐水、2%～3%硼酸溶液或 1:5000～1:10000 升汞（或高锰酸钾）溶液，用洗眼壶冲洗。冲洗液需有适宜的温度。冲洗时，翻转眼睑，冲洗结膜面，同时用手指推动上下睑，使穹隆的分泌物也被冲出，同时头转向同侧，避免冲洗液流入对侧眼。

（2）不要遮盖患眼：因结膜炎时分泌物很多，如果把患眼遮盖，分泌物不易排出，而集存于结膜囊内；且遮盖后会使结膜囊温度升高，更有利于细菌的繁殖，使结膜炎加剧。如果患者畏光，可戴遮光眼镜。

（3）局部用药：①抗菌药物或抗病毒滴眼剂：根据病原学诊断，选择相应的治疗药物。②眼膏：眼膏的药物浓度高，作用时间长，适用于睡前涂。③腐蚀剂：腐蚀剂有很强的杀菌力，同时也腐蚀结膜表层组织引起坏死，如硝酸银，应用时直接涂抹患处，切不可触及角膜，涂后应立即用生理眼水冲洗。常用 0.5%～1%硝酸银，滴眼时要翻转眼睑，将眼液滴于睑结膜上，滴眼后稍停片刻，即用生理盐水冲洗，或用棉签蘸少量药液，涂于睑结膜表面，随即用生理盐水冲洗。对于急性期分泌物多者，效果很好，但不可长期应用。

2. 全身治疗

对于严重的结膜炎，如淋球菌性结膜炎、沙眼等，需结合全身用药治疗。

第二节　细菌性结膜炎

一、急性卡他性结膜炎

急性卡他性结膜炎是由细菌感染引起的常见的急性流行性眼病，其主要特征为结膜明显充血，有脓性或黏液脓性分泌物，通常为自限性疾病。

（一）病因

最常见的致病菌有表皮葡萄球菌和金黄色葡萄球菌，其他常见的革兰阳性球菌还有肺炎球菌、链球菌和革兰阴性球菌、流感嗜血杆菌和莫拉菌。流感嗜血杆菌是儿童急性结膜炎中最常见的致病菌，正常情况下可存在于成年人的上呼吸道。细菌可通过多种媒介造成接触传染，如手、毛巾、水等，在公共场所，集体单位如学校、幼儿园及家庭中迅速蔓延，导致流行，尤以春季为甚。在各种呼吸道疾病流行时，致病菌也可通过呼吸道分泌物飞沫传播。

（二）临床表现

起病急，自觉异物感、灼热感、疼痛，严重时有眼睑沉重，畏光流泪。有时因分泌物附着在角膜表面，造成暂时性视物不清，去除分泌物后即可恢复视力。由于炎症刺激产生大量黏液脓性分泌物，患者晨起时上下睑可被分泌物粘在一起，难以睁开，当病变侵及角膜时，畏光、疼痛等症状明显加重，依角膜病变的情况可出现轻度的视力减退，有些细菌的感染可伴发上呼吸道炎症。

眼部检查可见眼睑肿胀、结膜充血，以睑部及穹隆部结膜最为显著。同时可伴乳头增生，结膜表面有脓性或黏液脓性分泌物，严重时可形成伪膜，所以又称伪膜性结膜炎。球结膜充血、水肿，有时甚至可突出于睑裂外。病情严重者可累及角膜，出现点状角膜上皮病变或周边部角膜浸润或溃疡。

本病常双眼同时或相隔 1～2 日发病。一般来说，发病 3～4 日，病情达到高峰，随后逐渐减轻，10～14 天即可痊愈。

（三）诊断

根据典型的临床表现即可明确诊断，发病早期可取结膜囊分泌物涂片或睑结膜刮片检查及细菌培养，可确定致病菌和敏感药物，指导治疗。对于一般的细菌性结膜炎，细菌学检查并非常规。

（四）治疗

根据不同的病原菌选用敏感的抗菌药物点眼，在未做细菌培养的情况下，原则上应选用广谱抗菌药物，选择兼顾革兰阳性菌和阴性菌的两种抗菌药物联合用药，效果更佳。对分泌物多的患者，给药前应清除分泌物，可用 4%硼酸溶液或生理盐水冲洗结膜囊或蘸取上述溶液的消毒棉棒清洁眼部；有伪膜者，可用生理盐水棉棒将其除去，然后再滴眼药水。

早期治疗应频繁点眼，每 15 分钟一次，连续 2 小时，然后改为每小时 1 次，连续 24～48 小时，随后酌情减量，睡前涂抗菌药物眼膏，直至分泌物消失。对并发角膜炎者，应按角膜炎处理。目前临床较常用的抗菌药物如下。

（1）喹诺酮类药物：根据发明时间先后及其抗菌性能的不同，分为一、二、三、四代。第一、二代喹诺酮药物现已较少应用。第三代喹诺酮药物的主要特点是在母核 6 位碳上引入氟原子，称为氟喹诺酮类药物。包括诺氟沙星、氧氟沙星、环丙沙星、洛美沙星以及左氧氟沙星等，是广谱抗菌药物，对绝大多数革兰阴性菌包括铜绿假单胞菌有很强的抗菌作用，对革兰阳性菌也有效。第四代喹诺酮药物如加替沙星和莫西沙星既保留了前三代抗革兰氏阴性菌的活性，又明显增强了抗革兰氏阳性菌的活性，特别是增强了对厌氧菌的活性。

（2）氨基糖苷类抗菌药物：目前最常用的是 0.3％妥布霉素。抗菌谱广，抗菌活性强，对各种需氧的革兰氏阴性杆菌的抗菌作用突出，对革兰氏阳性菌也有良好的抗菌作用。由于耐药菌株的增加，庆大霉素已不作为首选用药。大量用药应注意药物毒性。

（3）多肽类抗菌药物：包括糖肽类和多粘菌素类。糖肽类主要有万古霉素、去甲万古霉素，仅对革兰氏阳性菌，特别是革兰阳性球菌有强大杀菌作用。多粘菌素类常用药物为杆菌肽和多粘菌素 B，杆菌肽主要用于革兰阳性菌及耐药金黄色葡萄球菌引起的炎症，滴眼浓度为 100～500U/mL。多粘菌素 B 主要用于治疗铜绿假单胞菌感染，滴眼浓度 1～2.5mg/mL。

（4）夫西地酸：主要对革兰氏阳性菌如金黄色葡萄球菌、表皮葡萄球菌有高度抗菌作用，对耐药金黄色葡萄球菌亦敏感。

（5）抗菌药物混合制剂：由两种或多种抗菌药物混合，兼顾革兰氏阳性菌和阴性菌，如Meospotin（新霉素＋短杆菌肽＋杆菌肽）、Polyfax（多粘菌素＋杆菌肽）、Polytrim（多粘菌素＋三甲氧苄氨嘧啶）。

（6）抗菌药物眼膏：与眼药水相比，眼膏中的药物浓度高，作用时间长，由于涂抹后可能引起视物模糊，因而白天应用受到限制。睡前应用眼膏，可使药物在结膜囊内保留较长时间，以提供较长的药物作用时间。常用的眼膏有：0.5％四环素、0.5％红霉素、0.3％妥布霉素和 0.3％氧氟沙星。

（五）预防

本病虽然预后良好，但传染性很强，易造成广泛流行，所以预防工作十分重要，一旦发现患者，应严加消毒隔离，切断各种可能的传播途径。医务人员为患者检查及治疗后，应注意防止交叉感染。

二、慢性卡他性结膜炎

慢性卡他性结膜炎是多种原因引起的结膜慢性炎症，病程长而顽固，是常见的眼病，多双侧发病。

（一）病因

（1）感染因素：最常见的细菌是金黄色葡萄球菌和莫拉菌，由于这两种细菌均有引起眼睑炎症的潜能，所以他们引起的急性结膜炎也可迁延不愈而转为慢性炎症；另外，表皮葡萄球菌、大肠埃希菌、克雷白肺炎杆菌、沙雷氏菌也是较为常见的致病菌；肺炎球菌、链球菌也可能引起慢性结膜炎，尤其是合并慢性泪囊炎者。

（2）非感染因素：不良环境因素对眼部的长期刺激，如风沙、烟尘、有害气体；长期应用某些刺激性药物或化妆品等均可引起结膜的慢性炎症。

（二）发病机制

金黄色葡萄球菌所致的炎症可缘于细菌的直接感染或菌体释放的毒素，外毒素可产生非特异性结膜炎或表层点状角膜炎；皮肤坏死素是产生外眦皮肤、睑缘溃疡的原因。莫拉菌可产生蛋白水解酶，造成眼睑和眦部皮肤的病变。

（三）临床表现

根据病因的不同，自觉症状和眼部表现各不相同。患者自觉异物感、干涩感、痒、刺痛及视力疲劳等。眼部检查时，轻者仅表现为睑结膜轻度充血，表面光滑，结膜囊内可有少许黏性分泌物；而慢性炎症长期刺激者，则表现为睑结膜充血、肥厚、乳头增生，呈天鹅绒样，有黏液或黏液脓性分泌物。如果患眼睑缘同时受累，出现睫毛脱落、倒睫、眼睑皮肤红斑、毛细血管扩张、眼睑炎症等表现，则提示金黄色葡萄球菌感染。金黄色葡萄球菌的外毒素可产生非特异性结膜炎或表层点状角膜炎，其特点是角膜上皮病变通常发生在下方，患者晨起时症状加重，有异物感何黏脓性分泌物，这是因为睡眠时眼睑闭合，不但为细菌提供了一个良好的环境，也使细菌的毒素不被泪液稀释和冲走而充分作用于角膜和结膜表面，而白天由于毒素受到泪液的稀释和冲洗作用，症状自然减轻。莫拉菌引起的慢性结膜炎常有明显的结膜滤泡，可伴耳前淋巴结肿大，因此可被误诊为流行性角结膜炎或单疱病毒性角膜炎。莫拉菌产生的蛋白水解酶可造成眼睑和眦部皮肤的炎性损害，甚至可以成为该病的主要临床表现。对于一些非感染因素引起的慢性结膜炎，其临床表现往往缺乏特异性。

角膜并发症：慢性结膜炎一般不发生角膜并发症，但金黄色葡萄球菌引起的角膜并发症也并非少见，细菌的外毒素常引起下方角膜上皮的点状角膜炎，严重者点状上皮病变可遍布全角膜。边缘性角膜炎也时有发生，通常在 4 点和 8 点方位的角膜缘出现浸润和溃疡，相应角膜缘充血；边缘性角膜炎的发生是由金黄色葡萄球菌细胞壁的代谢产物和细菌外毒素引起超敏反应；对细胞壁抗原的超敏反应，亦偶可引起泡性角膜炎。莫拉菌感染也可并发点状角膜炎，上皮下浸润，邻近外眦部的结节性巩膜炎。

（四）诊断

主要依靠病史和临床表现，对于顽固不愈的患者，应做睑缘和结膜细菌培养。

（五）治疗

治疗原则和急性结膜炎相同，由于金黄色葡萄球菌的感染常合并眼睑的炎症，所以单纯的短期局部治疗常常无效，需长期治疗。治疗应同时包括眼睑的清洁，可用稀释的比较温和的浴液清洗睑缘，晚上用杆菌肽等抗革兰阳性菌的眼膏；对病情顽固不愈或伴有酒渣鼻的患者，辅以全身用药，可口服多西环素 100mg，每日 1～2 次，需持续用药数月之久，由于患者缺乏治疗依从性，常常导致治疗失败。常用的局部抗菌药物包括多粘菌素 B、妥布霉素、环丙沙星、氧氟沙星，对于耐药金黄色葡萄球菌的感染可用 1% 甲氧西林滴眼液。对于非感染因素引起慢性结膜炎，首先要去除病因，改善工作和生活环境，谨慎应用抗菌药物，以免造成局部菌群失调，加重病情。

三、淋球菌性结膜炎

淋球菌性结膜炎是一种极为剧烈的急性化脓性结膜炎，传染性强，可严重危害视力。临床特点是眼睑和结膜高度充血水肿，大量脓性分泌物，如不及时治疗，可在短时间内发生角膜溃疡及穿孔。新中国成立后，随着性病的控制，此病在我国已很少见，但是近年来，淋菌性泌尿生殖系感染有逐渐增多的趋势，眼部感染相对少见，但淋球菌性结膜炎也时有发生。

（一）病因

淋球菌，革兰氏染色阴性。成人淋球菌性结膜炎多因接触自身或他人的淋球菌性尿道炎分泌物或淋菌性结膜炎患者的眼部分泌物而传染所致；偶有经血行感染者，即所谓内因性淋菌性结膜炎。常双眼发病，良性经过，可伴体温升高。新生儿淋球菌性结膜炎则多因出生时为母体淋菌性阴道炎分泌物或被其污染的物品所感染。

（二）发病机制

淋球菌主要侵犯泌尿生殖道黏膜和结膜，并可由结膜扩展至角膜。细菌可寄生于感染的细胞内，菌体表面的纤毛或包膜可将细菌有力地黏附于宿主细胞，有利于淋球菌侵入结膜上皮细胞并能抵抗细胞的吞噬作用。淋球菌可产生氧化酶和自溶酶等多种酶破坏细胞组织，细菌释放的内毒素可导致黏膜出血。淋球菌的感染也可引起结膜杯状细胞分泌物增多和多形核白细胞的反应。

（三）临床表现

临床上将本病分为成人淋球菌性结膜炎和新生儿淋球菌性结膜炎。

成人淋球菌性结膜炎潜伏期短，为数小时至 3 天，通常从一侧开始，但大多累及双眼，起病急骤，病情呈进行性发展，眼痛、畏光、流泪等症状明显，眼睑高度肿胀、疼痛，伴睑结膜高度充血，伴小出血点及伪膜形成，球结膜水肿，重者突出于睑裂外，耳前淋巴结肿痛，重症患者甚至可出现耳前淋巴结化脓。本病特点是有大量的分泌物，早期分泌物为浆液性或血性，结膜刮片上皮细胞胞质内可见双球菌存在；3～5 日后，眼睑肿胀有所减轻，并出现大量脓性分泌物，不断从结膜囊流出，形成典型的脓漏现象，此时分泌物中有大量淋球菌；经过 2～3 周，脓性分泌物逐渐减少，结膜水肿消退，睑结膜高度肥厚，乳头增生，可持续数月之久，最终炎症消退，睑结膜上可留有较深的瘢痕。多数患者有角膜并发症，细菌在角膜上皮细胞内繁殖，并可穿透角膜上皮浸润到角膜基质。轻者角膜出现点状上皮病变，周边角膜实质浅层发生部分或环形浸润，浸润数日后可吸收并留有云翳。重者可发生角膜周边的环形溃疡或中央部溃疡，角膜弥漫浑浊，局部变薄，可迅速穿孔，甚至可在发病后 24 小时内穿孔，形成粘连性角膜白斑、角膜葡萄肿、继发青光眼或眼内炎。

新生儿淋球菌性结膜炎是新生儿眼炎的主要原因，大多经母亲产道感染，发病率为 0.04%，潜伏期 2～4 天，双眼多同时受累。临床表现与成人相似，为严重的急性化脓性结膜炎，但临床过程较成人稍缓和，角膜并发症较成人少且发生晚而轻，但如果治疗不及时也会发生角膜溃疡和穿孔，且多因发生在角膜中央而严重影响视力。

（四）诊断

根据淋病病史、典型的临床表现及结膜囊分泌物涂片或睑结膜刮片的细菌学检查即可确诊。

（五）治疗

由于淋球菌性结膜炎病情凶险，发展迅速，后果严重，所以应采取积极有效的治疗方法，在一般结膜炎局部抗菌药物治疗的同时，强调全身用药，以更加快速、有效地抑制病原菌。

1. 全身治疗

（1）青霉素：淋球菌原对青霉素 G 敏感，但近年来耐药菌明显增多，有研究对新生儿淋球菌性结膜炎药敏结果表明对青霉素敏感性仅为 13%，因此需根据敏感试验结果决定是否用青霉素 G。成人应用水剂青霉素 G600 万～1000 万单位静脉滴注，每日一次，连续 5 天；新生儿的用量为每日 5

万单位/（kg·g），分两次静脉滴注，连续 7 日。

（2）头孢曲松：对淋球菌敏感性可达 90％以上，每日 1g，静脉滴注，是目前较为推崇的抗淋球菌药物。

（3）头孢噻肟：500mg 静脉滴注，每日 4 次。

（4）大观霉素：2g，肌肉注射，存在耐药性，适用于敏感菌株的淋球菌感染。

（5）诺氟沙星：对淋球菌也有一定效果，200mg，每日 2～3 次，儿童不宜应用。

2. 局部治疗

（1）清洁结膜囊：用生理盐水冲洗结膜囊非常重要，以清除结膜囊内的致病菌。开始每 5～10 分钟 1 次，逐渐减为 15、30 分钟 1 次，1 日后每小时 1 次，数日后每 2 小时 1 次，持续 2 周，直至分泌物消失。冲洗时，头偏向同侧，以免流入对侧眼。

（2）抗菌药物点眼：水剂青霉素 G 滴眼，10 万～30 万 U/mL，或 0.3％诺氟沙星滴眼液，开始时每分钟点眼 1 次，半小时后每 5 分钟点眼 1 次，1 小时后每 30 分钟点眼 1 次，病情缓解后，可适当延长点眼间隔时间，每 1～2 小时点眼 1 次，直至炎症消退为止，不可间断。也可应用氧氟沙星、环丙沙星眼药水、左氧氟沙星及妥布霉素或红霉素或杆菌肽眼膏。

（3）如果发生角膜并发症，应按角膜溃疡治疗。

（六）预防

本病为接触传染。对于患淋球菌性尿道炎的患者，应使其了解该病的传染性及后果，注意清洁，便后一定要洗手并消毒，严禁到游泳池游泳和公共浴池洗澡，积极治疗尿道炎。眼部患病后，应立即进行隔离治疗，如果一眼患病，睡觉时向患侧卧，医务人员检查和处理患者后应认真消毒，被患眼污染的敷料应妥善处理，患者的毛巾、脸盆等生活用品均应消毒。对于新生儿淋球菌结膜炎的预防，首先要做好产前检查，对患有淋病的孕妇，必须给予治疗。婴儿出生后，必须严格执行 Grede 滴眼预防法，即清洁眼睑上的污物后，立即在结膜囊内滴用 0.5％～1％硝酸银眼药水或 0.3％氧氟沙星眼药水。

四、膜性（白喉性）及伪膜性结膜炎

（一）白喉性结膜炎

白喉性结膜炎即膜性结膜炎，为白喉杆菌引起的急性化脓性结膜炎，多见于儿童和青少年。特点是睑结膜表面有一层不易剥脱的灰白色膜样渗出物，多同时伴有鼻咽部白喉、发热及其他全身中毒症状。由于白喉疫苗的广泛接种，目前本病在我国已极为少见。

1. 病因与发病机制

白喉杆菌为革兰氏阳性细菌，因细菌侵袭力弱，一般不侵入深层组织和引起菌血症。白喉杆菌的致病物质主要是白喉外毒素，毒性强烈，可破坏细胞的蛋白合成，使局部黏膜上皮细胞发生坏死、血管扩张，引起大量纤维蛋白渗出，并与坏死细胞、白细胞、细菌等凝固成纤维蛋白膜。外毒素同时引起全身中毒症状。

2. 临床表现

多双眼发病，起病急骤，眼睑肿胀，结膜高度充血，有大量脓性分泌物，同时伴有鼻咽部白喉、发热及其他全身中毒症状。

根据白喉杆菌的毒力和局部炎症反应的程度，结膜炎的严重程度轻重不一。轻者病变仅侵及浅层黏膜组织，睑结膜表面附有灰白色膜，除去此膜，其下结膜组织无明显损伤及出血，炎症消退后可不留瘢痕，很少引起角膜的严重并发症；重者病变侵及深层组织，坏死反应严重，表面形成一层较厚的膜性渗出物，强行剥离时，其下结膜出现溃疡、出血，眼睑高度肿胀坚硬不易翻转，由于粗糙的睑结膜的机械性损伤、坚硬的眼睑组织压迫以及细菌和毒素对角膜的直接损伤，可出现角膜并发症，形成角膜溃疡乃至穿孔。最终溃疡面愈合形成瘢痕，导致睑球粘连、眼睑缩短、睑裂闭合不全、内翻倒睫、结膜干燥等并发症，并可引起进一步的角膜损害。

3. 诊断

有咽白喉、喉白喉或鼻白喉病史及全身症状，典型的膜性结膜炎表现，结膜分泌物涂片及膜边缘区域结膜刮片或培养有助于诊断。

4. 治疗

首先要采取严格的消毒隔离措施，若单眼发病，应戴透明眼罩避免感染健眼。

（1）全身治疗：主要包括抗毒素治疗和抗生素治疗。白喉抗毒素可以中和局部病灶和血液中的游离毒素，已和组织细胞结合的毒素不能中和，故应及早应用，根据病情的严重程度选择适当的剂量。青霉素 G 可抑制白喉杆菌生长，和抗毒素合用可缩短病程，剂量为 40 万～80 万单位，每日 2 次，对青霉素过敏者，可用红霉素和阿奇霉素，同时对症治疗各种全身中毒症状。

（2）局部治疗：冲洗结膜囊，除去分泌物，局部频繁滴用 10 万 U/mL 青霉素，青霉素过敏者可选用其他广谱抗菌药物滴眼液，同时给予大量抗生素眼膏，以保护角膜，预防睑球粘连，并发角膜溃疡时应按角膜溃疡治疗。

（二）伪膜性结膜炎

有些病原体导致严重的急性结膜炎，在结膜表面可形成一层膜性渗出，是由从血管中渗出的蛋白和纤维素在结膜表面凝结而成，故称伪膜性结膜炎，实际上，伪膜的形成是炎症反应的表现，并不具特异性。

1. 病因

多种结膜炎均可出现伪膜，主要有 β 溶血性链球菌性结膜炎、淋球菌性结膜炎、腺病毒性角结膜炎、原发性单疱病毒性结膜炎、包涵体性结膜炎、念珠菌性结膜炎、严重的春季卡他性结膜炎、Steven Johnson 综合征等。

2. 临床表现

除急性结膜炎的一般症状外，结膜囊分泌物明显增多，睑结膜及穹隆结膜表面出现灰白色膜性渗出，渗出膜一般易于剥离，剥离后其下方结膜可有少许出血，无明显溃疡，随即可再形成新的伪膜，个别严重病例渗出膜不易剥离，剥离后创面呈溃疡状，出血较多，一般经 1～3 周，伪膜可逐渐消失。

3. 诊断

由于多种炎症的急性结膜炎均可伴有伪膜，故还应根据其他的临床特点、全身情况及病原学检查做出病因学诊断。

4. 治疗

完成病因学诊断，进行相应治疗。

五、结膜结核病

结膜结核病是由结核杆菌感染所致的结膜炎症，临床上比较少见。

1. 病因

结核杆菌革兰氏染色一般不易着色，抗酸染色呈红色，结膜结核有两种类型，原发感染和继发感染。原发感染是指结核杆菌从外界直接进入无结核者的结膜囊引起结核性损害，好发于上睑板下沟，并多伴有耳前和颌下淋巴结的干酪样坏死。继发感染是结核病患者，经手或用具将结核杆菌带至结膜，或邻近组织的结核蔓延至结膜，也可经血行播散至眼，而导致结膜感染。

2. 临床表现

本病常为单眼发病，多见于年轻人，病情发展缓慢。患眼可有眼睑肿胀，脓性分泌物，常无疼痛，因此患者经常不能及时就诊。

根据患者对结核杆菌的免疫力不同，病变可表现为以下几种类型。

（1）溃疡型：多发生于睑结膜，也有时发生在球结膜，表现为单个或几个散在的粟粒形溃疡，溃疡表面为增生的肉芽组织，溃疡为慢性过程，经久不愈，可逐渐向四周扩展，严重者可累及角膜、巩膜，甚至侵犯眼睑全层。从溃疡底部的刮片中可找到结核杆菌。

（2）结节型：结膜下出现灰黄色小结节，逐渐增大，呈颗粒状隆起，表面无破溃，周围有滤泡或肉芽组织环绕，病程进展缓慢，最终发展成为菜花状，其中心有坏死区。

（3）乳头增生型：多发生于穹隆部结膜，也可见于睑结膜，病变为增生的肉芽组织，发生在穹隆部者呈胶样增生隆起，类似鸡冠花样赘生物，表面有浅溃疡。

（4）息肉型：多发生于睑结膜，形如带蒂的纤维瘤。

（5）结核瘤型：可能为转移型结核，在球结膜下有单个、质硬、黄色或黄红色、黄豆大小的无痛性结节，表面上皮完整，不形成溃疡，基底部常与巩膜黏着，不能移动。

（6）结膜结核疹：组织病变与粟粒性结核相同，在球结膜上出现疹状小结节，1mm，周围不充血，有自发消失趋势。

3. 诊断

根据典型结膜病变，结合病史，取结膜刮片或活组织切片检查，结合结核杆菌的特殊染色及病理学检查即可确诊。

4. 治疗

（1）全身抗结核治疗可给予异烟肼、乙胺丁醇、吡嗪酰胺等。

（2）局部治疗可用 50～100mg 链霉素结膜下注射，局部滴用 1%链霉素，0.1%利福平及 0.3%氧氟沙星滴眼液。

第三节　衣原体性结膜炎

衣原体是介于细菌与病毒之间的微生物，归于立克次纲，衣原体目。具有细胞壁和细胞膜，以二分裂方式繁殖，可寄生于细胞内形成包涵体。衣原体目分为二属。属Ⅰ为沙眼衣原体，可引起沙眼、包涵体性结膜炎和性病淋巴肉芽肿性结膜炎；属Ⅱ为鹦鹉热衣原体，可引起鹦鹉热性结膜炎。衣原体对四环素或红霉素最敏感，其次是磺胺嘧啶、利福平等。

一、沙眼

沙眼是由沙眼衣原体感染所致的一种慢性传染性结膜角膜炎，是致盲的主要疾病之一。全世界有3亿～6亿人感染沙眼，感染率和严重程度同当地居住条件以及个人卫生习惯密切相关。20世纪50年代以前该病曾在我国广泛流行，是当时致盲的首要病因，20世纪70年代后随着生活水平的提高、卫生常识的普及和医疗条件的改善，其发病率极大地降低，但仍然是常见的结膜病之一。

（一）病因

沙眼衣原体由我国汤飞凡、张晓楼等人于1956年用鸡胚培养的方法在世界上首次分离出来。从抗株性上可分为A、B、Ba、C、D、E、F、J、H、I、K等12个免疫型，地方性流行性沙眼多由A、B、C或Ba抗原性所致，D～K型主要引起生殖泌尿系统感染以及包涵体性结膜炎。学者对中国华北地区沙眼衣原体免疫型进行检测，结果表明华北地区沙眼以B型为主，C型次之，我国其他地区的发病情况缺乏流行病学资料。沙眼为双眼发病，通过直接接触或污染物间接传播，节肢昆虫也是传播媒介。易感危险因素包括不良的卫生条件、营养不良、酷热或沙尘气候。热带、亚热带区或干旱季节容易传播。

（二）临床表现

急性沙眼感染主要发生在学前和低学龄儿童，但在20岁左右时，早期的瘢痕并发症才开始变得明显。成年后的各个时期均可以出现严重的眼睑和角膜并发症。男女的急性沙眼的发病率和严重程度相似，但女性沙眼的严重瘢痕比男性高出2～3倍，推测这种差别与母亲和急性感染的儿童密切接触有关。

沙眼一般起病缓慢，多为双眼发病，但轻重程度可有不等。沙眼衣原体感染后潜伏期5～14天。幼儿患沙眼后，症状隐匿，可自行缓解，不留后遗症。成人沙眼为亚急性或急性发病过程，早期即出现并发症。沙眼初期表现为滤泡性慢性结膜炎，以后逐渐进展到结膜瘢痕形成。

急性期症状包括畏光、流泪、异物感，较多黏液或黏液脓性分泌物。可出现眼睑红肿，结膜明显充血，乳头增生，上下穹隆部结膜满布滤泡，可合并弥漫性角膜上皮炎及耳前淋巴结肿大。

慢性期无明显不适，仅眼痒、异物感、干燥和烧灼感。结膜充血减轻，结膜污秽肥厚，同时有乳头及滤泡增生，病变以上穹隆及睑板上缘结膜显著，并可出现垂帘状的角膜血管翳。病变过程中，结膜的病变逐渐为结缔组织所取代，形成瘢痕。最早在上睑结膜的睑板下沟处，称为Arlt线，渐成网状，以后全部变成白色平滑的瘢痕。角膜缘滤泡发生瘢痕化改变临床上称为Herbert'小凹。沙眼性角膜血管翳及睑结膜瘢痕为沙眼的特有体征。

重复感染时，并发细菌感染时，刺激症状可更重，且可出现视力减退。晚期发生睑内翻与倒睫、上睑下垂、睑球粘连、角膜浑浊、实质性结膜干燥症、慢性泪囊炎等并发症。导致症状更明显，可严重影响视力，甚至失明。

（三）诊断

多数沙眼根据乳头、滤泡、上皮及上皮下角膜炎、角膜血管翳（起自角膜缘的纤维血管膜进入透明角膜形成）、角膜缘滤泡、Herbert'小凹等特异性体征，可以做出诊断。由于睑结膜的乳头增生和滤泡形成并非为沙眼所特有，因此早期沙眼的诊断在临床病变尚不完全具备时较困难，有时只能诊断"疑似沙眼"，要确诊需辅以实验室检查。WHO 要求诊断沙眼时至少符合下述标准中的 2 条：①上睑结膜 5 个以上滤泡；②典型的睑结膜瘢痕；③角膜缘滤泡或 Herbert'小凹；④广泛的角膜血管翳。

除了临床表现，实验室检查可以确定诊断。沙眼细胞学的典型特点是可检出淋巴细胞、浆细胞和多形核白细胞，但细胞学检查的假阳性率较高。结膜刮片后行 Giemsa 染色可显示位于核周围的蓝色或红色细胞质内的包涵体。改良的 Diff-Quik 染色将检测包涵体的时间缩短为几分钟。荧光标记的单克隆抗体试剂盒检测细胞刮片衣原体抗原、酶联免疫测定、聚合酶链反应都有高度敏感和高特异性，但要求操作者较熟练地掌握操作技术，费用也昂贵。沙眼衣原体培养需要放射线照射或细胞稳定剂（如放线菌酮）预处理，通常在生长 48～72 小时后用碘染色单层细胞，或通过特殊的抗衣原体单克隆抗体检测，是重要的实验室检查，但技术要求高，不能广泛应用。

（1）为了统一进行流行病学调查和指导治疗，国际上对沙眼的表征进行了分期。常用 Mac Callan 分期法如下。

Ⅰ期：早期沙眼。上睑结膜出现未成熟滤泡，轻微上皮下角膜浑浊、弥漫点状角膜炎和上方细小角膜血管翳。

Ⅱ期：明确的沙眼。

Ⅱa 期：滤泡增生。角膜浑浊、上皮下浸润和明显的上方浅层角膜血管翳。

Ⅱb 期：乳头增生，滤泡模糊。可以见到滤泡坏死和出现上方表浅角膜血管翳和上皮下浸润，瘢痕不明显。

Ⅲ期：瘢痕形成。同我国Ⅱ期。

Ⅳ期：非活动性沙眼。同我国Ⅲ期。

（2）我国在 1979 年也制定了适合我国国情的分期方法，具体如下。

Ⅰ期（进行活动期）：上睑结膜乳头与滤泡并存，上穹隆结膜模糊不清，有角膜血管翳。

Ⅱ期（退行期）：上睑结膜自瘢痕开始出现至大部分变为瘢痕。仅留少许活动病变。

Ⅲ期（完全瘢痕期）：上睑结膜活动性病变完全消失，代之以瘢痕，无传染性。

（3）1987 年世界卫生组织（WHO）介绍了一种新的简单分期法来评价沙眼的严重程度。标准如下。

TF：上睑结膜 5 个以上滤泡。

TI：弥漫性浸润、乳头增生、血管模糊区＞50％。

TS：典型的睑结膜瘢痕。

TT：倒睫或睑内翻。

CO：角膜浑浊。

其中 TF、TI 是活动期沙眼，要给予治疗，TS 是患过沙眼的依据，TT 有潜在致盲危险需行眼睑矫正手术。CO 是终末期沙眼。

（四）鉴别诊断

鉴别诊断需和其他滤泡性结膜炎相鉴别。

（1）慢性滤泡性结膜炎：原因不明。常见于儿童及青少年，皆为双侧。下穹隆及下睑结膜见大小均匀，排列整齐的滤泡，无融合倾向。结膜充血并有分泌物，但不肥厚，数年后不留痕迹而自愈，无角膜血管翳。无分泌物和结膜充血等炎症症状者谓之结膜滤泡症，一般不需治疗，只在有自觉症状时才按慢性结膜炎治疗。

（2）春季结膜炎：本病睑结膜增生的乳头大而扁平，上穹隆部无病变，也无角膜血管翳。结膜分泌物涂片中可见大量嗜酸性细胞。

（3）包涵体性结膜炎：本病与沙眼的主要不同之处在于，滤泡以下穹隆部和下睑结膜显著，没有角膜血管翳。实验室可通过针对不同衣原体抗原的单克隆抗体进行免疫荧光检测来鉴别其抗原血清型，从而与之鉴别。

（4）巨乳头性结膜炎：本病所致的结膜乳头可与沙眼性滤泡相混淆，但有明确的角膜接触镜佩戴史。

（五）治疗

治疗包括全身和眼局部药物治疗及对并发症的治疗。

局部用 0.1%利福平眼药水、0.1%酞丁胺眼药水或 0.5%新霉素眼药水等点眼，4 次/d。夜间使用红霉素类、四环素类眼膏，疗程最少 10～12 周，经过一段时间治疗后，在上睑结膜仍可能存在滤泡，但这并不是治疗失败的依据。

急性期或严重的沙眼应全身应用抗生素治疗，一般疗程为 3～4 周。可口服四环素 1～1.5g/d 分为四次服用；或者多西环素 100mg，2 次/d；或红霉素 1/d 分四次口服。7 岁以下儿童和孕期妇女忌用四环素，避免产生牙齿和骨骼损害。

手术矫正倒睫及睑内翻，是防止晚期沙眼瘢痕形成致盲的关键措施。

（六）预防及预后

沙眼是一种持续时间长的慢性疾病，现在已有 600 万～900 万人因沙眼致盲。相应治疗和改善卫生环境后，沙眼可缓解或症状减轻，避免严重并发症。在流行地区，再度感染常见，需要重复治疗。预防措施和重复治疗应结合进行。应培养良好的卫生习惯，避免接触传染，改善环境，加强对旅店及理发等服务行业的卫生管理。

二、包涵体性结膜炎

包涵体性结膜炎是 D～K 型沙眼衣原体引起的一种通过性接触或产道传播的急性或亚急性滤泡性结膜炎。包涵体结膜炎好发于性生活混乱的年轻人，多为双侧。衣原体感染男性尿道和女性子宫颈后，通过性接触或手-眼接触传播到结膜，游泳池可间接传播疾病。新生儿经产道分娩也可能感染。

由于表现有所不同，临床上又分为新生儿和成人包涵体性结膜炎。

（一）临床表现

（1）成人包涵体性结膜炎：接触病原体后 1～2 周，单眼或双眼发病。表现为轻、中度眼红、刺激和黏脓性分泌物。部分患者可无症状。眼睑肿胀，结膜充血显著，睑结膜和穹隆部结膜滤泡形成，并伴有不同程度的乳头增生反应，多位于下方。耳前淋巴结肿大。3～4 个月后急性炎症逐渐减轻消退，但结膜肥厚和滤泡持续存在 3～6 个月之久方可恢复正常。有时可见周边

13

部角膜上皮或上皮下浸润，或细小表浅的血管翳（＜1～2mm），无前房炎症反应。成人包涵体性结膜炎可有结膜瘢痕但无角膜瘢痕。从不引起虹膜睫状体炎。可能同时存在其他部位如生殖器、咽部的衣原体感染征象。

（2）新生儿包涵体性结膜炎：潜伏期为出生后 5～14 天，有胎膜早破时可生后第 1 天即出现体征。感染多为双侧，新生儿开始有水样或少许黏液样分泌物，随着病程进展，分泌物明显增多并呈脓性。结膜炎持续 2～3 个月后，出现乳白色光泽滤泡，较病毒性结膜炎的滤泡更大。严重病例伪膜形成、结膜瘢痕化。大多数新生儿衣原体结膜炎是轻微自限的，但可能有角膜瘢痕和新生血管出现。衣原体还可引起新生儿其他部位的感染威胁其生命，如衣原体性中耳炎、呼吸道感染、肺炎等。

（二）诊断

根据临床表现诊断不难。实验室检测手段同沙眼。新生儿包涵体性结膜炎上皮细胞的胞质内容易检测出嗜碱性包涵体。血清学的检测对眼部感染的诊断无多大价值，但是检测 IgM 抗体水平对于诊断婴幼儿衣原体肺炎有很大帮助。新生儿包涵体性结膜炎需要和沙眼衣原体、淋球菌引起的感染相鉴别。

（三）治疗

衣原体感染可波及呼吸道、胃肠道，因此口服药物很有必要。婴幼儿可口服红霉素 40mg/（kg·d）分四次服下，至少用药 14 天。如果有复发，需要再次全程给药。成人口服四环素（1～1.5g/d）或多西环素（100mg，2 次/d）或红霉素（1g/d），治疗 3 周。局部使用抗生素眼药水及眼膏，如 15%磺胺醋酸钠、0.1%利福平等。

（四）预后及预防

未治疗的包涵体结膜炎持续 3～9 个月，平均 5 个月。采用标准方案治疗后病程缩短，复发率较低。

应加强对年轻人的卫生知识特别是性知识的教育。高质量的产前护理包括生殖道衣原体感染的检测和治疗是成功预防新生儿感染的关键。有效的预防药物包括 1%硝酸银、0.5%红霉素和 2.5%聚维酮碘。其中 2.5%的聚维酮碘点眼效果最好、毒性最小。

三、性病淋巴肉芽肿性结膜炎

性病淋巴肉芽肿性结膜炎是一种由衣原体 L1、L2、L3 免疫型性传播的结膜炎症。常由实验等意外感染所致，亦见于生殖器或淋巴腺炎急性感染期经手传播。

起病前多有发热等全身症状。局部淋巴结（耳前淋巴结、颌下淋巴结等）肿大、触痛。眼部典型症状为急性滤泡性结膜炎以及结膜肉芽肿性炎症，睑结膜充血水肿，滤泡形成，伴有上方浅层角膜上皮炎症，偶见实质性角膜炎，晚期累及全角膜，形成致密角膜血管翳。重症者伴有巩膜炎、葡萄膜炎、视神经炎。淋巴管闭塞时，发生眼睑象皮病。

实验室诊断可用 Frei 实验，皮内注射抗原 0.1mL，48 小时后局部出现丘疹、浸润、水疱甚至坏死。结膜刮片可见细胞内包涵体，并可做衣原体分离。

四、鹦鹉热性结膜炎

鹦鹉热性结膜炎非常少见，鸟类是鹦鹉热衣原体的传染源，人类偶然感染。最常见的感染人群是鸟类爱好者、宠物店店主和店员、家禽行业的工人。感染者最早出现肺部症状，表现为干咳和放射线影像肺部呈斑片状阴影，患者还有严重的头痛、咽炎、肌肉痛和脾肿大。眼部表现为上睑结膜慢性乳头增生浸润、伴上皮角膜炎。结膜上皮细胞内未见包涵体，衣原体组织培养阳性。

第四节　病毒性结膜炎

一、流行性出血性结膜炎

流行性出血性结膜炎又称急性出血性结膜炎，是一种高度传染性疾病，曾在世界许多国家和地区引起暴发流行，本病多发生于夏秋季，其临床特点是起病急剧，刺激症状重，可伴有结膜下出血、角膜上皮损害及耳前淋巴结肿大。

1．病因

最常见的是微小 RNA 病毒中的肠道病毒 70 型和柯萨奇病毒 A24 的变异株，也有腺病毒 11 型的报道。本病为接触传染，以手-眼接触为最主要的传播途径。

2．临床表现

本病潜伏期短，起病急，常双眼同时或先后发病，潜伏期最短 2～3 小时，一般为 12～24 小时。自觉症状重，眼部疼痛、异物感、畏光及水样分泌物，最典型的体征是球结膜下点、片状出血，同时结膜高度充血水肿，部分患者可并发角膜病变，表现为浅层点状角膜病变，或上皮下浸润，多位于下方角膜；个别严重者可出现轻度前色素膜炎。此外，患者耳前淋巴结肿大，可伴有发热、周身不适及上呼吸道感染症状。本病的自然病程 7～10 天。极个别患者可发生神经性并发症，如 Bell 面瘫、脊神经根炎等。

3．诊断

根据流行性发病、临床上起病急、症状重、结膜下出血等特点可诊断本病。病毒分离或 PCR 检测、血清学检查可协助病原学诊断。

4．治疗

目前无特异性治疗药物，局部可用广谱抗病毒药，如 4% 吗啉胍、0.5% 利巴韦林或羟苄唑点眼，每 1～2 小时一次，或干扰素滴眼剂。有报道阿昔洛韦和更昔洛韦滴眼液对某些病例也有一定疗效。

5．预防

本病为高度传染性疾病，一经发现患者应立即采取严格的消毒隔离措施，切断传播途径。

二、流行性角结膜炎

流行性角结膜炎是一种传染性很强的眼病，曾在世界各地引起流行，但小范围流行更加常见，经常可在眼科诊所、学校和家庭中引起流行，散发病例也很常见，成人发病较儿童多见，其临床特点为急性滤泡性结膜炎，可同时伴有角膜上皮下圆形浸润。

1．病因

由腺病毒 8、19 和 37 血清型感染所致，其他血清型也可引起。本病为接触传染，夏季更易流行。

2．临床表现

本病潜伏期 5～12 天，常为双眼先后发病，患眼疼痛、异物感、流泪等症状明显。典型体征是结膜大量滤泡，并以下睑结膜最为显著，结膜高度充血、水肿，结膜下可有小出血点，严重者睑结膜尤其是下睑结膜可有伪膜形成，极少数严重者可形成睑球粘连。患者耳前淋巴结肿大，通常合并角膜炎，发病数日后，可出现浅层点状角膜病变，此后点状病变可进一步加重，形成中央局灶性上皮病变；发病两周后，急性结膜炎症状逐渐减退，角膜出现典型的上皮下浸润，呈圆形斑点状，散在分布，直径0.4～0.7mm，此是炎症细胞，主要是淋巴细胞在前弹力层和前基质层的浸润，是机体对病毒抗原的免疫反应。这种上皮下浸润可持续数月甚至数年之久，逐渐吸收，极个别情况下，浸润最终形成瘢痕，造成永久性视力损害。

3．诊断

急性滤泡性结膜炎和炎症晚期出现的角膜上皮下浸润是本病的典型特征，病毒分离或 PCR 检测、血清学检查可协助病原学诊断。

4．治疗

目前，无特异性治疗药物，局部可用广谱抗病毒药，如干扰素滴眼剂、4%吗啉胍、0.5%利巴韦林点眼，每 1～2 小时一次，有报道阿昔洛韦和更昔洛韦滴眼液对某些病例也有一定疗效。局部应用低浓度肾上腺皮质激素对于上皮下浸润的吸收非常有效，如 0.1%的可的松，应用中要注意逐渐减药，不要突然停药，以免复发。另外，还要注意肾上腺皮质激素的副作用。

5．预防

本病传染性很强，一经发现患者应立即采取严格的消毒隔离措施，切断传播途径。

三、咽结膜热

咽结膜热是由腺病毒引起的急性感染性结膜炎，儿童发病较成人多见。

1．病因

由腺病毒 3 和 7 血清型感染所致，为接触传染或呼吸道飞沫传染。

2．临床表现

患者出现急性滤泡性结膜炎、咽炎和发热等综合表现。眼部表现与流行性角结膜炎相似，但一般较轻，结膜充血，大量滤泡，结膜下可有小出血点；耳前淋巴结肿大，也可并发浅层点状角膜病变，但角膜上皮下浸润少见。

3．治疗

目前无特异性治疗药物，局部可用广谱抗病毒药，如干扰素滴眼剂、4%吗啉胍、0.5%利巴韦林或羟苄唑点眼，每1～2 小时一次。

四、牛痘苗性结膜炎

牛痘苗性结膜炎是因牛痘疫苗进入眼内引起的结膜炎症。20 世纪 80 年代以来，全世界已消灭了天花，故目前已不再接种牛痘疫苗，今后本病有望绝迹。

1．病因

为减毒牛痘疫苗所引起。在接种牛痘苗过程中，不慎使痘苗直接接触眼部或经污染痘苗的手带入眼部而发病，接种过牛痘苗者对本病无明显保护力。

2．临床表现

本病潜伏期 3 日，眼睑红肿且逐渐加重，以至不能睁开。眼睑、睑缘部可伴有牛痘疱疹；结膜高度充血，睑结膜表面多发溃疡，也可波及球结膜。溃疡表面有一层灰白色的伪膜，边缘有增生性肉芽组织包围，经 7～10 日，溃疡愈合，一般预后良好，仅少数患者出现睑球粘连，瘢痕性睑内翻等。部分患者可合并角膜损害，轻者出现浅层点状角膜病变，少数进展呈地图样、树枝状或盘状角膜炎，重者出现坏死性角膜基质炎，甚至发生穿孔，预后不良。此病多伴有耳前和耳后淋巴结肿大并有压痛。

3. 诊断

有种痘史或痘苗接种史，睑、球结膜多个溃疡并有伪膜，同时存在牛痘性睑缘炎等典型临床表现即可诊断。

4. 预防

医务人员在接种操作时应严格防止痘苗进入眼内，事后仔细洗手，防止儿童接种痘苗后用手搔抓接种部位再揉眼睛。

5. 治疗

万一接种时痘苗进入眼内，应立即用大量生理盐水冲洗，局部滴用抗病毒药物及牛痘免疫血清。抗病毒药可选用 0.1%的碘苷和 4%吗啉胍等，并配合抗菌药物点眼防止继发感染。此外，局部和全身应尽早给予高效价牛痘免疫血清。其他免疫制剂如干扰素、丙种球蛋白也有一定疗效。出现角膜并发症者应进行相关治疗。

五、几种病毒性热性传染病引起的结膜炎

（1）麻疹是由麻疹病毒引起的急性呼吸道传染病，患者多为小儿，除发热、咳嗽、皮疹等全身症状外，出疹前期即可出现眼部症状，表现为畏光、流泪、眼睑痉挛、结膜充血，泪阜处偶见麻疹斑；结膜炎多合并细菌感染，所以分泌物最初为浆液性水样，后呈黏液或黏液脓性，严重者还可形成伪膜；角膜损害轻者可出现浅层点状角膜炎，合并细菌感染可形成角膜溃疡，严重者可发生角膜穿孔，最后形成角膜葡萄肿或眼球萎缩。另外营养不良的患儿常伴发维生素 A 缺乏症，可出现角结膜干燥，甚至角膜软化等一系列眼部症状。除全身治疗外，眼局部可滴用抗病毒滴眼剂，如干扰素等，同时使用抗菌药物滴眼剂预防继发细菌感染。

（2）流行性腮腺炎是由腮腺炎病毒引起的急性呼吸道传染病，部分患者可合并单纯性结膜炎，特点是结膜和浅层巩膜充血，球结膜水肿和结膜下出血，分泌物不多，极少数患者可发生急性滤泡性结膜炎。角膜并发症少见，典型表现为实质性角膜炎，多为单侧发病，全角膜迅速发生浓密而广泛的实质层浑浊，呈灰白色，上皮通常完整或偶有点状损害或溃疡，病变在 3 周左右可完全吸收而不留瘢痕，视力恢复，其发生机制是免疫反应所为，而非病毒的直接侵犯。除原发病的全身治疗外，局部可滴用干扰素和肾上腺皮质激素。

（3）单纯疱疹多为单纯疱疹病毒 I 型所致，新生儿可由 II 型病毒引起，大多为单纯疱疹病毒的原发感染，患者多为小儿。眼睑皮肤、睑缘出现疱疹，结膜充血，发生急性滤泡性结膜炎，严重者可有伪膜形成，伴耳前淋巴结肿大。病程 2～3 周。部分患者合并角膜病变，可出现上皮点状浸润，树枝状角膜炎甚至盘状角膜炎。以局部治疗为主，可应用阿昔洛韦、安西他滨和干扰素等抗病毒药，同时可口服阿昔洛韦治疗。

（4）流行性感冒是流感病毒引起的急性呼吸道传染病，常合并急性卡他性结膜炎，结膜充血、

水肿，有水样分泌物；有时出现急性滤泡性结膜炎、浅层点状角膜炎及浅层巩膜炎等。也可继发细菌感染；对于发生树枝状角膜炎、盘状角膜炎者应考虑伴发潜在的疱疹病毒感染。治疗可局部应用抗病毒药物如干扰素、吗啉胍和抗菌药物预防继发感染，对于合并单纯疱疹病毒感染者，按单疱病毒性结膜炎治疗。

第五节　变态反应性结膜炎

一、过敏性结膜炎概论

变态反应性结膜炎为结膜（也包括角膜）对外界变应原产生的超敏反应，主要由Ⅰ型变态反应和Ⅳ型变态反应介导。Ⅰ型变态反应参与了各种类型的过敏性结膜炎，包括季节性过敏性结膜炎、常年性过敏性结膜炎、巨乳头性结膜炎、春季角结膜炎、特异性角结膜炎。Ⅳ型变态反应参与了巨乳头性结膜炎、春季角结膜炎、特异性角结膜炎。变态反应性结膜炎通常累及双眼，具有自限性，并反复发病，多见于特应性体质的患者，如湿疹、哮喘、过敏性鼻炎等。该病于世界范围内都有较高的发病率，西方国家＞10％，而我国为5％～10％。

过敏性结膜炎是最常见的过敏性眼病，世界范围内10％～20％的人口患有不同程度的过敏性结膜炎。

（一）分类

根据临床表现、病程及预后的差异，过敏性结膜炎可以分为5种不同的亚型：季节性过敏性结膜炎、常年性过敏性结膜炎、巨乳头性结膜炎、春季角结膜炎、特应性角结膜炎。

前三种类型一般预后良好，后两种类型则通常合并角膜改变而威胁视力。临床上各种类型的过敏性结膜炎并非全无关联的，部分患者可同时或先后患有不同类型的过敏性结膜炎。

（二）发病机制

过敏性结膜炎主要由IgE介导的Ⅰ型变态反应所致。当变应原与机体接触时，刺激机体产生抗体（主要为IgE）。当变应原再次与机体接触时，变应原与先前已致敏的肥大细胞及嗜酸性粒细胞表面IgE结合，引起肥大细胞脱颗粒，诱导已合成介质和新合成介质的释放。

已合成介质：主要有组胺及激肽酶原等，释放后可立即引起超敏反应，此为超敏反应早期相。通常在接触抗原数秒钟后即可发生，持续数十分钟至数小时不等。

新合成介质：在超敏反应发生时开始合成，主要有白三烯（通过脂氧合酶途径）、前列腺素D_2（通过环氧合酶途径）及血小板活化因子等，其释放需要8～24小时。

除肥大细胞外，致敏的嗜酸性粒细胞也可释放组胺、血小板活化因子等介质，从而导致晚期相超敏反应发生。通常在抗原刺激6～12小时发作，48～72小时达到高峰，可持续数天。在过敏性鼻炎及过敏性皮炎，早期相反应与晚期相反应往往有一个明显的时间间隔，而过敏性结膜炎则通常表现为连续的过程。在整个超敏反应过程中，组胺起着非常重要的作用，组胺与之受体结合，可引起彼此区别而又互相联系的临床表现，贯穿疾病始终。对于一些严重的春季角结膜炎及特应性角结膜炎，通常还有T淋巴细胞介导的Ⅳ型变态反应的参与。最新的研究表明，Th17也与过敏性结膜炎的发病有关。

（三）临床表现

过敏性结膜炎最常见的症状是眼痒，几乎所有的过敏性结膜炎患者均可出现，但眼痒并非其特有的症状。不同亚型的过敏性结膜炎眼痒程度不同，其中春季角结膜炎通常表现最为明显。其他较常见的症状有流泪、灼热感、畏光及分泌物增多等，分泌物多为黏液性，呈黏稠的丝状。严重的过敏性结膜炎，如春季角结膜炎及特应性角结膜炎有时可以出现视力下降。

过敏性结膜炎最常见的体征为结膜充血，充血的程度跟病情严重程度及病程长短有关。结膜乳头增生是另一个常见的体征，乳头多出现于上睑结膜，巨乳头性结膜炎及春季角结膜炎增生的乳头有其特异的形态特征。特应性角结膜炎常出现结膜纤维化（瘢痕）改变。季节性过敏性结膜炎发作时还可出现结膜水肿，在小孩尤为多见。角膜损害在不同的亚型过敏性结膜炎发生的概率不同，以春季角结膜炎及特应性角结膜炎最常见，而季节性过敏性结膜炎、常年性过敏性结膜炎及巨乳头性结膜炎则较少发生。最常见的角膜损害为弥散性浅点状角膜炎，一些患者可能出现角膜溃疡及角膜白斑。

（四）实验室检查

结膜分泌物涂片及结膜刮片检查：在季节性过敏性结膜炎、常年性过敏性结膜炎及春季角结膜炎中，半数患者可发现变性的上皮细胞及嗜酸性粒细胞，而巨乳头性结膜炎及特应性角结膜炎阳性率则很低。

泪液中 IgE 定量分析：通过醋酸硝酸纤维膜滤纸从下穹隆中吸取泪液进行 IgE 定量分析是一种半定量方法。该方法操作简单，但其敏感性及特异性均不高。泪液中 IgE 的存在在一定程度上支持过敏性结膜炎的诊断，但是 IgE 缺乏也不能排除诊断。

皮肤试验及结膜变应原激发试验：可用于过敏性疾病的诊断、变应原的寻找、观察变应原引起的临床表现以及评价抗过敏治疗的效果，在进行脱敏治疗之前常采用此试验明确变应原。此试验多用于季节性及常年性过敏性结膜炎，但阳性率不高，且应注意假阳性的发生。

印迹细胞检查：这是一种无创伤性检查，它是在表面麻醉后，用一种醋酸纤维膜或硝酸纤维膜贴于球结膜表面获得细胞，然后进行细胞形态学检查及一些细胞因子或炎症相关因子的检测。过敏性结膜炎患者常可发现变性的上皮细胞及嗜酸性粒细胞增加。

结膜活检：结膜活检仅在其他方法不能确诊的情况下才采用，主要用于怀疑特异性角结膜炎患者的诊断。

（五）诊断

许多过敏性结膜炎缺乏特征性的症状与体征。诊断时需要仔细询问病史，如家族及个人过敏史、用药史、接触镜佩戴史、发病的季节、发病的时间与快慢、病程的长短等，同时密切结合其临床表现，必要时需辅以实验室检查。

（六）治疗

治疗的目的是为了减轻临床症状、改善生活质量及避免后遗症发生，同时应注意避免医源性并发症。

一般治疗：脱离变应原是最为理想有效的治疗手段，但通常难以确定。应尽量避免与可能的变应原接触，如清除房间的破布及毛毯，注意床上用品卫生，使用杀虫剂消灭房间虫螨，花粉传播季节佩戴口罩，尽量避免接触草地及鲜花，停戴或更换优质角膜接触镜与护理液等。

眼睑冷敷可以暂时缓解症状。用生理盐水冲洗结膜囊可以中和泪液的 pH，稀释泪液中的抗原。佩戴深色眼镜，减少阳光刺激；炎热季节住空调冷房及待在凉爽、干燥气候的地区对于春季角结膜炎及特应性角结膜炎的治疗有一定帮助。避免揉眼，防止肥大细胞降解及角膜上皮损害。

药物治疗：①抗组胺药：该类药物竞争性结合组胺受体（主要为 H_1 受体）而发挥止痒、抑制血管舒张的作用，在过敏性结膜炎发作期效果优于肥大细胞稳定剂。抗组胺药通常局部使用，常用的滴眼液有依美斯汀、左卡巴斯汀等。如果有眼外症状，也可口服用药，常用的有氯雷他定、苯海拉明、马来酸氯苯那敏、异丙嗪等。但需注意可能产生的副作用。例如，部分患者可出现镇静、嗜睡及心律失常等。因此，对于从事驾驶、高空作业等特殊工种的患者应特别予以注意。口服抗组胺药尽量考虑夜间睡前使用。②肥大细胞稳定剂：肥大细胞稳定剂通过抑制细胞膜表面钙通道而减少细胞脱颗粒，从而阻止炎症介质释放。常用的滴眼剂有色甘酸钠、洛度沙胺、吡嘧司特钾及奈多罗米等。肥大细胞稳定剂的总体治疗效果虽不及抗组胺药，且发挥作用相对缓慢，对于症状明显的患者效果不明显，但由于其稳定肥大细胞的作用，因此在接触变应原之前使用，可长效的预防及减轻发作时症状。肥大细胞稳定剂通常没有明显的毒副作用，如病情需要可以较长时间使用。③双效作用药物：对于痒感和结膜充血严重的患者，能在抗组胺的同时稳定肥大细胞是更好的选择。常用的双效作用药物包括奥洛他定、酮替芬等。④非甾体类抗炎药：非甾体类抗炎药是环氧化酶的抑制剂，它可以抑制前列腺素的产生及嗜酸性粒细胞的趋化等，在过敏性疾病发作的急性阶段及间歇阶段均可使用。它对缓解眼痒、结膜充血、流泪等眼部症状及体征均显示出一定的治疗效果，并与肾上腺皮质激素产生协同作用。在变态反应性结膜炎中，多为局部用药，常用的滴眼剂有普拉洛芬、米索前列醇双氯芬酸等。少数重症患者可考虑口服给药，但应注意其毒副作用（胃溃疡及出血时间延长等）。⑤血管收缩剂：局部使用血管收缩剂（如肾上腺素、萘甲唑啉、羟甲唑啉、四氢唑啉等）可以抑制肥大细胞及嗜酸性粒细胞脱颗粒，从而缓解眼部不适，减轻结膜充血，但不宜长期使用。血管收缩剂与抗组胺药联合使用时效果更佳。目前临床上常用的复合制剂有盐酸萘甲唑啉/马来酸非尼拉敏滴眼液等。⑥肾上腺皮质激素：局部使用肾上腺皮质激素具有抑制肥大细胞炎症介质释放，阻断炎症细胞趋化性，减少结膜中肥大细胞及嗜酸性粒细胞的数量，抑制磷脂酶 A2，阻止花生四烯酸及其代谢产物的产生等多种功能。同时对迟发型超敏反应亦有良好的抑制作用。肾上腺皮质激素通常在严重的过敏性结膜炎、其他药物治疗无效时才使用。需注意用药时间不宜太长，以免引起白内障、青光眼、单疱病毒性角膜炎、真菌感染及角膜上皮愈合延迟等并发症。常用的滴眼剂有地塞米松、倍他米松、氟米龙、氯替泼诺等。⑦免疫抑制剂：主要有环孢素 A 及 FK506。临床应用较少，对严重的需要使用肾上腺皮质激素的变态反应性结膜炎病例，环孢素 A 滴眼液具有协同治疗作用，但在停药后 2～4 个月后炎症往往复发。FK506 可通过抑制 IL-2 基因转录及 IgE 合成的信号通路从而抑制变态反应。有研究发现，在过敏性结膜炎发作前局部应用 FK506，可以减轻过敏性结膜炎的发生及抑制肥大细胞脱颗粒。

脱敏治疗：又称减敏治疗，将不能避免的并经皮肤试验或其他方法证实或怀疑的主要抗原性物质，制成一定浓度的浸出液，以逐渐递增剂量及浓度的方法进行舌下含服或肌肉注射。通过反复接触特异性抗原，促使体内产生相应的抗体，从而减少或减轻变态反应。此法主要用于季节性过敏性结膜炎，对于其他亚型的过敏性结膜炎，脱敏治疗的效果通常并不理想。加之变应原难以确认，故很少采用。

冷冻疗法：冷冻疗法的原理是利用制冷物质造成局部低温，引起肥大细胞降解，减轻变态反应。制冷物质温度通常为－80℃～－30℃，作用于上睑结膜，持续30秒钟，重复2～3次，对春季角结膜炎有一定疗效。

心理治疗：眼过敏性疾病是一种急性或慢性的反复发作性疾病，彻底根治常常非常困难。在影响患者生活质量的同时，往往造成较大的心理压力。尤其是春季角结膜炎的患儿，可能会出现一定的心理障碍，应加以注意，必要时应就诊心理医师。

并发症的治疗：严重的变态反应性结膜炎可引起结膜纤维化及睑球粘连，影响正常眼表结构，导致视力损害。对于此类患者，可通过黏膜移植及穹隆部再造恢复眼表结构。因角膜并发症而危害视力者，必要时可考虑角膜移植。

二、季节性过敏性结膜炎

季节性过敏性结膜炎又名枯草热性结膜炎，是眼部过敏性疾病最常见的类型，占所有变态反应性结膜炎的1/3，其主要致敏原为花粉。

（一）临床表现

该病主要特征是季节性发作（通常在春季），通常双眼发病，起病迅速，在接触致敏原时发作，脱离致敏原后症状很快缓解或消失。最常见的症状为眼痒，几乎所有的患者均可出现，轻重程度不一。也可有异物感、烧灼感、流泪、畏光及黏液性分泌物等表现，高温环境下症状加重。主要体征为结膜充血及非特异性睑结膜乳头增生，有时合并有结膜水肿或眼睑水肿，小孩更易出现。很少影响角膜，偶有轻微的点状上皮性角膜炎的表现。多数患者有过敏性鼻炎及支气管哮喘病史。

（二）治疗

（1）一般治疗：脱离变应原、眼睑冷敷、生理盐水冲洗结膜囊等手段。

（2）药物治疗：常用的有抗组胺药、肥大细胞稳定剂、非甾体类抗炎药及血管收缩剂。对于病情严重者，使用其他药物治疗无效的患者可以考虑短期使用肾上腺皮质激素。多采用局部用药，对于合并有眼外症状者可全身使用抗组胺药、非甾体类抗炎药及肾上腺皮质激素。

（3）脱敏治疗：如果致敏原已经明确，可以考虑使用脱敏治疗。尤其对于因花粉及杂草引起的过敏性结膜炎，脱敏治疗效果相对较好。但对于其他变应原所致的过敏性结膜炎患者，其治疗效果往往并不理想。

（三）预后

预后良好，多无视力损害，很少出现并发症。

三、常年性过敏性结膜炎

常年性过敏性结膜炎发病率比季节性过敏性结膜炎略低，占所有变态反应性结膜炎的30%。致敏原通常为粉尘、虫螨、动物的皮毛、棉麻及羽毛等。

（一）临床表现

临床表现与季节性过敏性结膜炎相似，症状通常略轻。由于致敏原常年存在，故其症状也持续存在，多数患者有季节性加重的现象。眼部检查常可见结膜充血、乳头增生及散在滤泡，有时有一过性眼睑水肿。部分患者以症状为主，无明显阳性体征。

（二）治疗

治疗手段基本同季节性过敏性结膜炎。由于致敏原常年存在，因此通常需要长期用药。常用的药物为抗组胺药物及肥大细胞稳定剂，肾上腺皮质激素仅在炎症恶化其他治疗无效时才使用，应注意监测是否发生并发症。脱敏治疗效果往往很不理想，故很少采用。

（三）预后

预后良好，多无视力损害，很少出现并发症。

四、巨乳头性结膜炎

巨乳头性结膜炎只占变态反应性结膜炎的 5%，目前由于角膜接触镜材料的改善及手术缝线的进步，其发生率明显下降。此病的发生与抗原沉积及微创伤有密切关系，为机械性刺激与超敏反应共同作用的结果。

（一）临床表现

该病多见于佩戴角膜接触镜（尤其是接触镜质量较差者）、义眼、角膜手术史（未埋线）、视网膜脱离外路手术史（填充物暴露）的患者。患者通常首先表现为接触镜不耐受及眼痒，也可出现视物模糊（因接触镜沉积物所致）、异物感及分泌物增多等临床表现。眼部检查最先表现为上睑结膜乳头增生，之后逐渐变大，最终形成巨乳头（＞1mm）。巨乳头性结膜炎很少累及角膜，少数患者可出现浅点状角膜病变及 Trantas 斑。

（二）治疗

（1）一般治疗：角膜接触镜佩戴患者应选择高透气性的接触镜或直径小的硬性接触镜，缩短佩戴时间，加强接触镜护理，避免使用含有防腐剂及汞等具有潜在抗原活性的护理液，炎症恶化期间，停戴接触镜。义眼患者需每日用洗洁精清洗眼片，于清水中浸泡，置于干燥处备用。对因有手术史存在缝线及硅胶摩擦者，如情况允许应取出刺激物。

（2）药物治疗：常用的药物有肥大细胞稳定剂、肾上腺皮质激素及非甾体类抗炎药。

（三）预后

尽管治疗过程中症状及体征消退缓慢，但一般预后良好，很少出现永久性视力损害。

五、特应性角结膜炎

特应性角结膜炎是一种相对少见、慢性、严重的过敏性疾病，占变态反应性结膜炎的 5%。致敏原通常不明确，与遗传关系密切。

（一）临床表现

常见于 30～50 岁的中年男性。双眼发病，症状常年存在，并且到炎热季节时，症状会加重。主要表现为流泪、灼热感、眼痒等。分泌物量多，呈浆液性或黏稠状。

眼部检查可见不同程度的结膜充血、乳头增生，通常见于下睑穹隆部结膜。病程较长的患者常常发生结膜纤维化、瘢痕形成、穹隆变浅和睑球粘连。

75%的病例累及角膜。角膜受损最先表现为浅层角膜炎，之后发展为上皮溃疡、角膜浑浊、角膜变薄，有时甚至导致角膜穿孔，2/3 患者发生角膜新生血管。

许多患者合并有眼睑皮肤受损，表现为眼睑湿疹样损害，并由此导致眼睑苔藓样改变、眼睑皮肤硬化、眼睑增厚及睫毛脱落。眼睑皮肤损害与睑板腺炎常同时存在，使眼部症状及角膜受损更为严重。25%～40%的患者合并有异位性皮炎。

（二）治疗

（1）一般治疗：尽量避免接触潜在的致敏原、毒性物质及刺激物。局部冷敷及生理盐水冲洗结膜囊有助于减轻症状。

（2）药物治疗：多采用局部给药。常用的药物为肥大细胞稳定剂、抗组胺药物或双效作用剂，病情恶化时可以酌情短期使用肾上腺皮质激素。近年来报道环孢素A对特应性角结膜炎有较好的治疗效果。对于合并有全身症状者，需要全身使用抗组胺药物、肾上腺皮质激素或免疫抑制剂（如环孢素 A、FK506）等。对于发生角膜损害的患者，可酌情使用抗生素预防感染，同时积极处理睑缘炎及干眼，避免恶性循环。

（三）预后与并发症

病情顽固，危害视力。常见的并发症有因角膜上皮缺损所致的细菌（通常为金黄色葡萄球菌）感染及单纯疱疹病毒感染。此外，还可引起圆锥角膜、并发性白内障等严重并发症。因此，医源性并发症应引起高度重视。由于长期频繁使用肾上腺皮质激素，可引起肾上腺皮质激素继发性青光眼及白内障，还可增加角膜真菌细菌感染的风险。

第六节　其他种类结膜炎

一、立克次体性结膜炎

立克次体性结膜炎较为少见。所有能导致人类疾病的立克次体均有可能侵犯结膜，结膜也可以是这些病原微生物进入人体的门户。常见的立克次体引起的疾病有流行性斑疹伤寒、羌虫病和Q热。

（1）流行性斑疹伤寒：由普氏立克次体通过体虱为媒介所致的急性传染病，也可通过呼吸或结膜途径而受染。结膜充血伴结膜下出血是该病早期的主要体征（面红、眼红、脾肿大）之一。同时伴有发热、皮疹等全身症状。

（2）羌虫病：由羌虫病立克次体引起的一种急性疫源性传染病，结膜充血为常见体征之一，少数患者伴结膜下出血，同时伴有发热、皮疹等全身症状。

（3）Q热：是贝氏立克次体所致的自然疫源性急性传染病，多由吸入被污染的尘土所致，也可经结膜途径受染。Q热常引起严重的结膜充血，偶有发生眼睑坏疽，随后出现严重的结膜炎症。同时伴有发热、肺炎等全身症状。

立克次体对四环素和氯霉素敏感，药物治疗效果好。

二、真菌性结膜炎

真菌性结膜炎比较少见，主要发生在热带和农村地区，土壤、空气、正常结膜囊中都存在真菌，致病真菌如念珠菌、球孢子菌、鼻孢子菌、孢子真菌，可通过被污染的植物外伤后引起结膜炎症，而抗菌药物和肾上腺皮质激素的广泛应用也增加了真菌感染的机会。

（1）念珠菌性结膜炎：在欧美念珠菌是引起眼部真菌感染的主要致病菌。念珠菌性结膜炎多发生于免疫功能不良者，如器官移植术后长期应用免疫抑制剂者，表现为溃疡性、肉芽肿性结膜炎或单纯卡他性结膜炎，同时多伴有睑缘炎，少数病例可出现结膜瘢痕。新生儿患念珠菌性结膜炎时，偶可见到结膜上的白色斑，类似鹅口疮样改变，易与伪膜相混淆。

结膜刮片显示多形核粒细胞炎症反应，病原体在血琼脂或塞保罗培养基中迅速生长，出现圆形无菌丝的酵母，容易鉴定，偶可见假菌丝。

（2）其他真菌感染：孢子丝菌病、鼻孢子菌病和球孢子菌病等均可导致结膜炎症，但临床极为少见，且发病有一定的地域性分布的特点，我国并非好发区域，故不在此评述。

由于真菌性结膜炎比较少见，早期诊断时往往被忽视，对于抗菌药物治疗无效或合并有植物性外伤史者，应注意观察临床特征，及时进行结膜刮片或培养检查细菌来确诊。

以局部抗真菌治疗为主，如两性霉素 B、咪康唑、氟康唑、伊曲康唑、特比萘芬、那他霉素等滴眼剂均有良好疗效，必要时可结合全身用药。

三、支原体性结膜炎

支原体性结膜炎主要见于新生儿，某些种类的支原体可通过性传播途径导致成人生殖泌尿道感染。1975 年，WHO 将生殖道支原体感染列为一种新的性传播疾病。新生儿支原体性结膜炎多经产道感染。主要表现为急性卡他性结膜炎，结膜充血、水肿、有黏液脓性分泌物。一般双眼发病，生后即可发生。

治疗以局部应用红霉素类抗生素点眼，疗效显著。

四、寄生虫性结膜炎

多种寄生虫如盘尾丝虫、加利福尼亚吸吮线虫、尼罗河虫、人蛔虫、旋毛虫、血吸虫、绦虫等都可引起寄生虫性结膜炎，但国内罕见。

五、酒渣鼻性结膜炎

酒渣鼻是一种面部皮肤的慢性充血性疾病，主要特征是鼻、额、面颊皮肤潮红、红斑、毛细血管扩张、丘疹、脓疱和皮脂腺肥大，晚期形成鼻赘。60% 的酒渣鼻患者伴有眼部病变，称眼酒渣鼻。眼酒渣鼻最常累及睑缘，并伴有葡萄球菌性睑缘炎，常见的症状是眼部刺激感、眼干、烧灼感和异物感。可合并睑缘炎、复发性睑腺炎或睑板腺囊肿、持续性眼部充血、浅层巩膜炎等，有时也可引起角膜炎、角膜新生血管，偶可发生角膜溃疡。

酒渣鼻性结膜炎比较少见，表现为慢性或亚急性炎症，弥漫性睑结膜及球结膜充血，睑板腺开口处常被皮脂阻塞，常反复发生睑板腺囊肿或睑腺炎，因泪膜脂质层的异常，泪液蒸发过多，泪膜破裂时间缩短，引起眼干症状；有时结膜上出现灰白色的小结节，好发于睑裂区近角膜缘处，局部明显充血，也可多个小结节相互融合并破溃形成溃疡，又可自行消失。

酒渣鼻的病因目前还不十分清楚，但口服四环素类药物可改善皮肤和眼部病情，可口服多西环素 100mg，每日 2 次，眼局部用药可适当给予四环素、红霉素等，对伴有角膜炎或巩膜炎者可适当给予肾上腺皮质激素，但必须严密观察以防角膜溶解。另外对于睑缘炎明显者眼局部清洁护理也很重要，眼睑局部温水湿敷（避免用热水，局部温度增高可加重病情），同时按摩睑板，有益于病情改善。

第二章　干眼

干眼为由于泪液的量或质或流体动力学异常引起的泪膜不稳定和（或）眼表损害，从而导致眼不适症状的一类疾病。目前已成为危害我国人们公共卫生健康、影响人群生活质量的一类常见的重要眼表疾病。

近年来在对干眼疾病的认识发展过程中，出现了跟干眼相关的多种名称。干眼的常用英文名词有两个：keratoconjunctivitis sicca（KCS）及 dry eye。1995 年美国国立眼科研究所干眼研究组将 dry eye 与 keratoconjunctivitis sicca 合并为同一概念，统称为干眼，并定义为"干眼是由于泪液分泌减少或蒸发过强引起的眼表上皮损害且伴有眼部不适症状的一类眼表疾病"。2007 年国际干眼工作组对干眼的定义是"干眼是泪液和眼表的多因素疾病，可引起眼部不适、视觉障碍、泪膜不稳定及眼表损害，并伴有泪液渗透压升高和眼表炎症"。2012 年角膜病学组经讨论提出我国干眼定义为"干眼为由于泪液的量或质或流体动力学异常引起的泪膜不稳定和（或）眼表损害，从而导致眼不适症状的一类疾病"。

在我国关于干眼的名词包括：干眼、干眼症、干眼病、角结膜干燥症等。由于干眼是一连续的过程，病情由轻到重持续发展，且轻中重度之间无明显的分界线。一般来说，任何有症状或有合并体征者均应诊断为干眼，因此在进行此病的诊断时可采用与我国具体情况相适应的诊断标准，可在名词上进行区别。我国目前可采用的干眼相关名词及其相应概念如下。

干眼症：指患者具有干眼的症状但无干眼的各种体征的情况，尤其是无眼表的损害，无引起干眼的局部及全身性原因。这些症状可能为一过性，如偶尔看书或用电脑引起的眼不适，但只要经过休息或短暂应用人工泪液则恢复正常。

干眼病：指患者有自觉症状、泪膜异常以及广泛眼表上皮损害体征者。

角结膜干燥症：为由于 Sjögren 综合征引起的眼表改变，为干眼病中的一种，此类诊断应放在干眼病中。

干眼：是干眼症、干眼病及干眼综合征等一大类疾病的总称。

第一节　干眼的流行病学及危险因素

目前世界范围内干眼发病率在 5.5%～33.7% 左右，其中女性高于男性，老年人高于青年人，亚洲人高于其他人种。如在美国的调查显示，在 65～84 岁的人群中，有 14.6%，即 430 万的人口患干眼，日本为 17.0%，澳大利亚为 10.3%，中国为 21%，但基于我国的卫生条件和环境状态，其发病率在某些地区可能更高。与欧美国家及日本相比，我国的干眼流行病学资料不多，现有的流行病学研究显示，干眼在我国的发病率与亚洲其他国家类似，较美国及欧洲高，其发病率在 21%～30%。且随着地理位置由东到西，干眼的发病率具有升高的趋势。我国干眼发病率高的原因较多，可能与遗传背景、环境状态、空气污染等有关，并与老龄、女性、城市居民及屈光不正相关。

　　干眼的危险因素，是指增加干眼发生的可能性因素。国际干眼工作组 2007 年工作报告将干眼的危险因素划分为基本确定因素、疑似危险因素及不明因素。其中已证实干眼确切的危险因素包括：老龄、女性、绝经、ω-3 必需脂肪酸缺乏或 ω-6/ω-3 脂肪酸摄入比例较高、屈光手术、肿瘤放射治疗和骨髓移植、丙型病毒性肝炎、维生素 A 缺乏以及某些全身或眼科局部用药。

　　现有研究结果提示我国的干眼危险因素主要有老龄、女性、都市居民、高海拔、糖尿病、翼状胬肉、空气污染、眼药水滥用、使用视频终端、角膜屈光手术、过敏性眼病和全身性疾病等。

第二节　泪膜的结构及动力学

　　正常的眼表覆盖一层泪膜，稳定的泪膜是维持眼表健康的基础，任何原因引起眼表泪膜的异常均将引起干眼。正常眼表稳定的泪膜依赖于组成泪膜各层（从外到内分别为脂质层、水液层和黏蛋白层）的量和质的正常及泪液动力学的正常。简单来说，泪液动力学包括以下 4 个过程。

　　（1）泪液的生成：泪膜的成分由睑板腺分泌的脂质、泪腺及副泪腺分泌的水样液和眼表上皮细胞（包括杯状细胞及非杯状细胞）分泌的黏蛋白所构成。泪液组成任一成分（主要为水样液）的不足将导致泪液缺乏型干眼，而生成泪液的质的异常也导致泪膜不稳定，引起干眼。

　　（2）泪液的分布：泪液通过瞬目动作被均匀地涂布至整个眼表，而瞬目动作依赖于完整的神经反射弧，包括正常的角膜知觉、眼睑解剖结构和第 V、Ⅶ 脑神经的支配。只有正常的瞬目动作和神经反射才能完成泪液在眼表的正常分布。

　　（3）泪液的蒸发：部分泪液从眼表蒸发，脂质层在调节泪液正常的蒸发过程中具有重要作用，脂质层质或量的异常可引起蒸发过强型干眼。

　　（4）泪液的清除：大部分泪液最终通过泪小点引流，经由泪道系统排入鼻腔。泪液动力学异常包括瞬目异常、泪液排出延缓及结膜松弛等导致泪液清除障碍，可引起泪液动力学异常型干眼。

　　泪液动力学的过程决定了形成稳定的泪膜需要泪器、眼表上皮及眼睑的结构及功能正常，同时由于泪液生成、分布及排出均是在神经系统的支配下完成的，因此神经系统的解剖及功能正常也是维持眼表泪液正常功能的基础。以上四个环节是维持眼表正常泪膜的基础，其中任何环节发生异常均可导致患者眼表的改变，从而引起干眼。

第三节　干眼的发病机制与分类

　　干眼发生机制是非常复杂的，目前认为，干眼发病的核心机制为泪液渗透压增高以及泪膜稳定性下降。正常情况下，角膜、结膜、主副泪腺、睑板腺以及它们之间的神经连接组成了泪液功能单位，共同发挥着调控泪膜的作用。各种原因导致的泪液分泌量减少或泪液蒸发过强，均可导致泪液渗透压升高，而泪液渗透压升高可刺激眼表上皮细胞炎症反应，包括 MAPK 途径及 NF-κB

途径，产生相关的炎症细胞和炎症因子并释放至泪液中，持续损伤角结膜上皮细胞及结膜杯状细胞，造成黏蛋白表达障碍，导致泪膜稳定性下降。这种不稳定性进一步加重泪液渗透压升高，成为恶性循环，不断促进干眼病情发展。各型干眼引起眼表共同的病理生理改变为眼表上皮细胞的非感染性炎症反应。眼表炎症反应与干眼患者症状的严重程度呈正相关。这种基于免疫功能紊乱的炎性反应为非感染性的，由细胞因子介导，发生原因可能与性激素水平降低、淋巴细胞凋亡减少及眼表轻微摩擦所致的慢性损伤愈合反应有关。引起干眼的诱因在尚未引起眼表炎症改变时去除，则泪膜可以恢复正常，阻止干眼进展。如果这些因素不能消失，则可进一步引起眼表的病理改变，比如眼表或泪腺的炎症、上皮细胞的凋亡、相关神经调节的异常等。这些病理改变反过来也能诱导或加重干眼。抗炎和免疫抑制治疗适用于已经发现有眼表炎症的干眼患者。常用药物为肾上腺皮质激素、非甾体类抗炎药及免疫抑制剂。可根据不同的干眼类型和疾病发展情况单独或者联合使用。

国际上尚无统一的干眼分类标准，目前存在多种分类方法。2005年欧洲眼科学会基于干眼发病机制、疾病严重程度及靶向腺体和组织提出了干眼的三重分类标准，Delphi共识小组提出了基于干眼严重程度的分级标准。2007年国际干眼工作组将干眼分为水液缺乏型和蒸发过强型，前者主要指泪液生成不足，包括Sjögren综合征与非Sjögren综合征；后者除了包括脂质层异常（如睑板腺功能障碍，meibomian gland dysfunction，MGD）外，也包括瞬目不全引起的泪液蒸发增加等情况，又分为内源性和外源性。2004年我国学者根据维持稳定泪膜的要素提出将干眼划分为五大类。这些分类方法各有优点，但又不甚完善。干眼发病机制的复杂性是目前分类尚不完善的重要原因。目前我国临床常用的仍为干眼的五型分类方法，基于Delphi小组报告的干眼的严重程度分类标准在临床诊疗中也有应用。

1. 干眼的分类

（1）水液缺乏型干眼：水液性泪液生成不足和（或）质的异常而引起，如Sjögren综合征和许多全身性因素引起的干眼。

（2）蒸发过强型干眼：由于脂质层质或量的异常而引起，如睑板腺功能障碍、睑缘炎、视屏终端综合征、眼睑缺损或异常引起蒸发增加等。

（3）黏蛋白缺乏型干眼：为眼表上皮细胞受损而引起，包括眼表的药物毒性、化学伤、热烧伤及角膜缘功能障碍等。

（4）泪液动力学异常型干眼：由泪液的动力学异常引起，包括瞬目异常、泪液排出延缓、结膜松弛引起的眼表炎症而导致的动力学异常等。

（5）混合型干眼：是临床上最常见的干眼类型，由以上两种或两种以上原因所引起的干眼。

混合型干眼是临床上的主要类型，即使患者是由单一因素引起的单一类型干眼，如治疗不及时或治疗效果不佳也将最后发展为混合型干眼。

2. 干眼严重程度分类标准

轻度：轻度主观症状而无裂隙灯下可见的眼表损害体征。

中度：中重度主观症状同时有裂隙灯下的眼表损害体征，但经过治疗后体征可消失。

重度：重重度主观症状及裂隙灯下的眼表损害体征，治疗后体征不能完全消失。

第四节　干眼的临床表现

一、病史询问

应询问患者的全身与眼部疾病史、手术史、全身及眼部药物治疗史、角膜接触镜佩戴情况和患者的生活工作情况、加重诱因等，对于干眼的诊断有极大的帮助。对于较严重的干眼询问口干、关节痛可提示 SS 的可能性。

二、症状询问

干眼常见症状有眼部干涩感、烧灼感、异物感、针刺感、眼痒、畏光、眼红、视物模糊、视力波动等。需要询问患者有何种症状及症状的严重程度、症状出现的时间及持续时间，还要同时询问起病过程、症状发生或加重的诱因和缓解条件以及全身与局部伴随症状等。此外，Toda 等的调查发现 71.3％的干眼患者有视疲劳的症状，提示视疲劳也是干眼常见的症状之一。客观检查的阳性率则明显低于干眼症状的发生率，如在美国上述调查中仅有 2.2％既有症状同时 ST 低下（≤5mm/5min），2.0％既有症状同时眼表虎红染色评分高（≥5）。因此，为了减少干眼的漏诊，应重视症状的询问。

三、临床检查

1. 裂隙灯检查

常规的裂隙灯检查可发现引起干眼的原因，如上方角膜缘部角结膜炎、角膜缘炎、角膜缘处手术瘢痕等。对重度及一些中度的干眼可立即诊断。裂隙灯检查的主要内容包括：①泪河线宽度：在睑缘与眼表交界处的泪液高度，正常≥30.3mm，此指标可以在临床上较快帮助诊断干眼，但必须具备较多的临床经验；②角膜改变：角化、水疱、变性、溃疡、白斑、血管翳等，要特别注意角膜缘的改变，如角膜缘处是否有新生血管等；③角膜表面及下穹隆部的碎屑；④睑球粘连；⑤结膜：充血、乳头增生，是否存在结膜囊结膜皱褶，结膜皱褶患者在瞬目时，结膜之间发生摩擦产生眼表炎症；⑥眼睑检查：十分强调对睑缘的检查，这样可以发现睑板腺功能异常者（MGD），临床调查显示，MGD 是干眼的最主要原因，也是临床最常见的疾病。因而在临床检查上应十分重视对患者睑缘的检查，注意患者是否有：睑缘充血、不规整、增厚、变钝、外翻，腺口为黄色黏稠分泌物阻塞，模糊不清等。压迫腺体可发现无脂质分泌物排出，或者排出过量的形态异常的脂质。同时还应注意睑板腺内的脂质是否正常，如脂质分泌不足，将导致脂质缺乏性干眼。

2. 泪河高度

泪河高度是初步判断泪液分泌量的指标。在角膜荧光素染色后，裂隙灯下投射在角结膜表面的光带和下睑睑缘光带的交界处的泪液液平。正常泪河切面为凸形，高度为 0.3～0.5mm。

3. 泪膜破裂时间

泪膜破裂时间（tear breakup time，BUT）反映泪膜的稳定性。下睑结膜滴入 5～10μL 荧光素钠或使用商品化荧光素试纸条，嘱患者眨眼 3～4 次，自最后 1 次瞬目后睁眼至角膜出现第 1 个黑斑的时间计算，一般认为正常 BUT＞10 秒；非侵犯性泪膜破裂时间则是应用泪膜镜直接观察泪膜的破裂时间。

4. 眼表活体细胞染色

（1）荧光素染色：观察患者角膜上皮是否染色，染色阳性提示角膜上皮细胞的完整性破坏。下睑结膜滴入 5～10μL1%～2%荧光素钠或使用商品化荧光素试纸条，钴蓝滤光片下观察。荧光素染色评分采用 12 分法：将角膜分为 4 个象限，每个象限为 0～3 分；无染色或染色≤1 个点为 0 分，1～30 个点状着色为 1 分，>30 个点状着色但染色未融合为 2 分，3 分为角膜点状着色融合、出现丝状物及溃疡等。

（2）虎红染色：染色阳性反映死亡或退化的角结膜上皮细胞，或没有被正常黏蛋白层覆盖的健康上皮细胞。使用方法同荧光素试纸条。虎红染色评分采用 9 分法：将眼表分为鼻侧睑裂部球结膜、颞侧睑裂部球结膜及角膜 3 个区域，每一区域的染色程度分 0～3 级，0 分为无染色或染色≤1 个点，1 分为 100 个点以下，2 分介于 1 分与 3 分之间，3 分为出现片状染色。

（3）丽丝胺绿染色：染色阳性同虎红染色，染色评分与虎红染色相同。

5. 泪液分泌试验

分为反映基础泪液分泌的 Schirmer I 和反映反射性泪液分泌的 Schirmer II 试验。由于试纸可以破坏泪膜的稳定性，故应在 BUT 及眼表活体染色之后进行。检查方法为：取一 5mm×35mm 的滤纸（Whatman41 号滤纸），一端反折 5mm，试纸应置入被测眼下结膜囊的中外 1/3 交界处，另一端自然下垂，嘱患者向下看或轻轻闭眼，5 分钟后取出滤纸，测量湿长，此为 Schirmer I 试验。当不使用表面麻醉时进行 Schirmer I 试验检测的是主泪腺的分泌功能，使用表面麻醉时检测的是副泪腺的分泌功能。Schirmer II 试验用棉棒刺激鼻黏膜检查泪液的反射性分泌情况，检查方法为：先行 Schirmer I 试验，再用一棉棒（长 8mm，顶端宽 3.5mm）沿鼻腔颞侧壁平行向上轻轻插入鼻腔，刺激鼻黏膜，然后放置滤纸（方法同 Sit 试验），5 分钟后取出滤纸记录湿长。Schirmer 试验应在安静和暗光环境下进行以避免对结果造成影响。正常>10mm/5min。

四、辅助检查

包括泪膜镜、角膜地形图检查、共焦显微镜检查、泪液乳铁蛋白含量测定、泪液渗透压测定、印迹细胞学检查、泪液清除率试验、泪液蕨样变试验及血清学检查等。

（1）泪膜镜或泪膜干涉成像仪：利用干涉测定法应用于泪膜检测，观察泪膜干涉图像，可对连续眨眼过程中泪膜厚度、泪膜分布情况进行动态记录，并对泪膜的稳定性进行分级评价，还可了解泪膜的脂质层分布。

（2）角膜地形图检查：了解泪膜分布的规则性。干眼患者角膜地形图、角膜表面规则性指数和表面不对称指数增高。泪膜像差分析可帮助分析泪膜动力学特性和解释泪膜稳定性与像差及视觉质量的关系。

（3）共焦显微镜检查：利用无创和高分辨率的特点可对干眼患者的角结膜组织在细胞水平进行活体形态学的观察和研究，连续观察包括角结膜上皮、基质层和内皮层等，揭示干眼的病理变化，对于干眼有一定诊断意义。

（4）泪液乳铁蛋白含量测定：泪液中乳铁蛋白值随病程进展而持续下降，可反映泪液分泌功能，69 岁以下者<1.04mg/mL，70 岁以上者<0.85mg/mL 提示有干眼的可能。

（5）泪液渗透压测定：利用渗透压测量仪可检测泪液的渗透压，渗透压≥320mOsm/L 提示有干眼的可能。

（6）印迹细胞学检查：干眼患者可出现眼表损害的征象，如结膜杯状细胞密度降低，核浆比增大，鳞状上皮化生，角膜上皮结膜化等。

（7）其他：包括泪液清除率试验，泪液蕨样变（羊齿状物）试验，泪腺或口唇黏膜活检，泪液溶菌酶测定、泪液蕨类试验、睑板腺成像检查，血清学检查等。

第五节　干眼的诊断

一、干眼诊断标准

干眼的诊断目前尚无统一的标准，且各个地区及国家的诊断标准不同。一般来说，干眼的诊断主要根据以下四个方面：①症状；②泪膜不稳定；③眼表损害；④泪液的渗透压增加。在临床工作中综合这四个方面基本可以对绝大多数患者做出诊断。症状是诊断干眼所必需的，也是最重要的指标之一，泪膜稳定的指标主要为BUT，还有泪膜镜检查、干眼检查仪及角膜地形图等，最简单及常用者为BUT。眼表损害的检查指标为眼表染色。Schirmer试验主要检查泪液分泌的量。各个检查指标的正常值在各个国家及地区也有所不同。

一些国家也制订了干眼的诊断标准，如美国及日本，日本在种族上与我国较接近，它的诊断标准也可供我国参考。我国学者在2008年提出的干眼诊断标准为：①主观症状（必须）：有干燥感、异物感、疲劳感、不适感之一或以上。②泪膜不稳定（必须）：通过检测泪膜破裂时间确定。③泪液分泌减少：通过检测泪河高度、Schirmer试验确定。④眼表损害（加强诊断）：通过荧光素染色、虎红染色、丽丝胺绿染色确定。⑤泪液渗透压增高或乳铁蛋白减少（加强诊断）。在上述几项中，排除其他原因后有1+2（≤5秒）或1+2（≤10秒）+3或4可做出干眼的诊断，如有4及5则加强诊断。目前此标准已在我国被广泛应用，在新的标准出来以前，我国可参考此诊断标准。

日本干眼诊断标准：①慢性症状（有1项以上阳性）：视疲劳、分泌物、异物感、眼皮重、干涩、不适、疼痛、流泪、视物模糊、痒、畏光、眼红。②活体染色Rb染色评分≥3或荧光素染色评分≥1。③泪液功能试验BUT≤5秒；表面麻醉SIt≤5mm；棉丝试验≤10mm或泪液稀释试验≤×4。

二、特殊类型干眼的诊断

Sjögren综合征的诊断：参考2011年我国干燥综合征诊断和治疗指南和2002年美欧共识小组提出的欧洲标准修订版。

（1）口腔症状。3项中有1项或1项以上：每日感口干持续3个月以上；成年后腮腺反复或持续肿大；吞咽干性食物时需用水帮助。

（2）眼部症状。3项中有1项或1项以上：每日感到不能忍受的眼干持续3个月以上；有反复的砂子进眼或砂磨感觉；每日需用人工泪液3次或3次以上。

（3）眼部体征。下述检查任1项或1项以上阳性：Schirmer I试验（＋）（≤5mm/min）；角膜染色（＋）（≥4分，van Bijsterveld计分法）。

（4）组织学检查。下唇腺病理活检示淋巴细胞灶>1（指 4mm^2 组织内至少有 50 个淋巴细胞聚积唇腺间质者为 1 个灶）。

（5）涎腺受损。下述检查任 1 项或 1 项以上阳性：唾液流率（＋）（≤1.5mL/15min）；腮腺造影（＋）；涎腺同位素检查（＋）。

（6）自身抗体。抗 SSA 或抗 SSB（＋）（双扩散法）。

三、干眼的诊断步骤

干眼的完整诊断应包括以下内容：①是否干眼；②干眼的类型；③干眼的程度；④干眼的病因；⑤并发症的诊断。

临床上对主诉有干眼症状的患者可按照以下步骤进行诊断：第一步行 BUT 检查：BUT 正常，则排除与泪膜相关的疾病；BUT 缩短，则考虑为泪膜不稳定，即可考虑干眼。对泪膜不稳定的患者进行第二步检查：水液性泪液的生成及泪液分泌检查包括泪河线高度、Schirmer 试验、棉丝试验、荧光素清除试验、泪液功能指数及荧光素分光光度计检测。如上述检查结果证实泪液减少，即为水液性泪液不足。第三步检查：Schirmer Ⅱ 试验、血清自身抗体检查、虎红染色（>3 分为阳性）及睑裂暴露区荧光素染色（中至重度染色为阳性），如上述检查阳性，则为 SS；如阴性，则为非水液性泪液不足 SS。如水液性泪液生成及泪液分布的检查结果正常，则行睑板腺功能的检查，如发现腺体开口变形、阻塞，压迫睑板腺后无脂质分泌物排出或较多异常分泌物排出，则为睑板腺功能障碍，可初步诊断其为脂质性泪液不足或蒸发过强型干眼。结合裂隙灯检查可诊断泪液动力学异常型以及混合型干眼。还可对患者进行印迹细胞学、干眼仪及角膜地形图等检查。

第六节　干眼的治疗

一、治疗目标

干眼治疗的总目标为缓解眼不适症状和保护患者的视功能。轻度干眼患者主要是缓解眼部症状，而严重干眼患者则主要是保护患者的视功能。

二、治疗方法

1. 去除病因，治疗原发病

引起干眼的病因十分复杂，如全身性疾病、药物、环境污染、眼局部的炎症、眼睑位置异常及年龄等，可由单一原因或者多种原因引起。寻找原因，针对病因进行治疗是提高干眼治疗效果的关键。如由全身性疾病引起者，应同相应专科共同对原发病进行治疗；与生活和工作环境有关，如长期在空调环境内工作、经常使用电脑或夜间驾车等，应积极改善工作和生活环境；应及时停用长期全身应用的可引起干眼的药物如镇静剂、解痉药、减充血剂等；由眼部化妆品引起者，则应停止在睑缘附近使用化妆品。

2. 非药物治疗

（1）患者指导：介绍本病的基本医药常识及如何用药，告知患者治疗的目标，讲解如何正确使用眼药水和眼膏，对严重患者告知干眼的自然病程和慢性经过。

（2）湿房镜及硅胶眼罩：通过提供密闭环境，减少眼表的空气流动及泪液的蒸发，达到保存泪液的目的；湿房镜适用于各种类型干眼，硅胶眼罩适用于有角膜暴露的干眼患者。

（3）治疗性隐形眼镜：适用于干眼伴角膜损伤者，尤其是角膜表面有丝状物时，使用时需要保持接触镜的湿润状态。

（4）泪道栓塞：对于单纯使用人工泪液难以缓解症状或者使用次数过频（每天4次以上）的干眼患者可考虑泪道栓塞，其通过阻塞泪道保存自身泪液，延长泪液在眼表停留的时间。对轻、中度干眼患者疗效较好，对重症患者搭配其他治疗药物也有一定改善。应先应用临时性泪小管栓子再使用永久性栓子。如有眼表炎症，泪道栓塞治疗应在炎症控制后再进行。

（5）物理疗法：对于睑板腺功能障碍患者应进行眼睑清洁、热敷及睑板腺按摩。

（6）心理干预：对出现心理问题的干眼患者进行积极沟通疏导，必要时与心理专科协助进行心理干预治疗。

3. 药物治疗

（1）人工泪液：人工泪液为治疗干眼的一线用药，润滑眼表是人工泪液的最主要功能，同时它可以补充缺少的泪液，稀释眼表的可溶性炎症介质，降低泪液渗透压并减少高渗透压引起的眼表反应，一些人工泪液中含有的特殊添加成分可有其相应疗效。对于干眼的疑似病例，可以试验性应用以辅助诊断。

人工泪液的种类：目前可供我国临床医师选择的人工泪液有近二十种，有效成分包括右旋糖酐、聚乙二醇、羧甲基纤维素钠、维生素A棕榈酸酯、卡波姆山梨酸、透明质酸钠、聚乙烯醇等。大多数产品的主要成分是各类润滑剂。在选择人工泪液时应考虑的主要因素主要包括：①黏稠度：较高的黏稠度有利于延长泪液在眼表的停留时间并保护眼表，且增加使用时的舒适度；②电解质和渗透压：人工泪液一般为低渗或等渗溶液，离子成分较均衡，近似正常泪液；③防腐剂：常用的防腐剂包括苯扎氯铵、氧化剂类防腐剂及新型的低毒或无毒的防腐剂等。

人工泪液的选择：临床医师应根据干眼患者的类型、程度及经济条件等特点进行个体化选择。轻症干眼宜选择黏稠度低的人工泪液（如透明质酸、聚丙烯酸、丙二醇类和硫酸软骨素等）；对中重度干眼，伴蒸发过强者宜选择黏稠度高的润滑剂成分（如卡波姆或甲基纤维素类）；对于眼表炎症较重、泪液动力学异常或脂质层异常患者优先选用不含防腐剂的人工泪液；此外，有些人工泪液中的某些特殊成分能促进角膜上皮修复，或可逆转上皮细胞的鳞状化生，在选择时应综合考虑；含防腐剂的人工泪液每日应用不应多于4~6次，若需长期或高频率使用时，首选不含防腐剂或防腐剂毒性较少的人工泪液。

（2）润滑膏剂（眼用凝胶、膏剂）：在眼表保持时间较长，但可使视力模糊，主要应用于重度干眼患者或在夜间应用。

（3）局部抗炎及免疫抑制剂：干眼对眼表的共同影响是引起眼表上皮细胞的非感染性炎症反应。眼表炎症反应与干眼患者症状的严重程度呈正相关。这种基于免疫功能紊乱的炎性反应为非感染性的，由细胞因子介导，发生原因可能与性激素水平降低、淋巴细胞凋亡减少及眼表轻微摩擦所致的损伤愈合反应有关。抗炎和免疫抑制治疗适用于有眼表炎性反应的干眼患者。常用药物为肾上腺皮质激素、非甾体类抗炎药及免疫抑制剂。可根据不同的干眼类型和疾病发展情况单独或者联合使用。

肾上腺皮质激素：抑制眼表免疫有关的炎症反应，缓解眼部刺激症状。用于中重度干眼伴有眼部炎症的患者。使用原则为低剂量、短时间，一旦炎症控制即停止使用，可间断使用，但应注意肾上腺皮质激素并发症。常用 0.1％甲基泼尼松龙和可的松滴眼液，重症者可用 0.5％浓度，点用次数及用药时间视干眼眼表炎症的严重程度，每天 1～4 次，炎症减轻应及时减少用药次数及时间。

环孢素 A（Cyclosporine A，CsA）：其作用机制为抑制泪腺腺泡细胞和结膜杯状细胞的凋亡，促进淋巴细胞凋亡，抑制眼表炎性反应。用于中重度干眼伴有眼部炎症的患者。常用浓度为 0.05％和 0.1％。

FK506：抑制眼表炎症的机制与环孢素 A 基本相同，但其抑制作用更强，副作用较小，适用于 CsA 治疗无效的严重干眼患者。

非甾体类抗炎药：是除肾上腺皮质激素、免疫抑制剂以外，广泛应用于眼部的抗炎药物之一，通过抑制环氧化酶，减少前列腺素的合成而抑制炎症。是治疗轻中度干眼的有效抗炎药。适应证同肾上腺皮质激素，可用于肾上腺皮质激素并发症高危干眼患者。常用 0.1％米索前列醇双氯芬酸、普拉洛芬滴眼液，每天 1～4 次。

（4）自体血清：用于重度干眼合并角膜并发症及常规人工泪液无效的重症干眼患者。可以改善 Sjögren 综合征患者的眼部刺激症状和角结膜染色。

（5）其他：包括雄激素、促泪液分泌药物可用于 SS 的治疗，但由于疗效不确定且副作用多，在临床上未广泛应用；重组人表皮生长因子（rhEGF）和维生素 A 棕榈酸酯等可促进干眼患者眼表上皮细胞修复，四环素或多西环素等用于有感染的 MGD 患者。

4．手术治疗

对于泪液分泌明显减少，常规治疗方法效果不佳且有可能导致视力严重受损的严重干眼患者可以考虑手术治疗。但应由有经验的眼表医师施行。包括睑缘缝合术、颌下腺及唇腺移植术等。20 世纪 50 年代 Filatov 提出移植腮腺管至结膜囊内治疗干眼，但由于腮腺分泌液的成分与泪液相差较大，目前基本已很少开展。近年的研究表明，颌下腺成分更接近生理泪液，且含表皮生长因子，亦无进餐时溢泪现象，因而对重症干眼病患者可进行自体游离颌下腺移植。Geerling 对移植 2 年后的病例进行研究，发现自体游离颌下腺移植的远期效果十分理想。Wenkel 对严重眼表疾病（化学伤、热烧伤或全身黏膜性疾病）所导致的严重黏蛋白缺乏患者实施自体鼻黏膜移植，术后的跟踪观察发现，10 年后眼表仍存在功能性杯状细胞。此外，有学者尝试母体结膜移植治疗较严重的结膜干燥症，有一定疗效。

三、不同类型干眼的治疗方案

临床诊断明确的不同类型干眼可按下述方案进行治疗，应当注意单一类型的干眼如未得到及时有效的治疗，均可能发展为混合型干眼。各类型干眼又可分为轻、中、重度，按照干眼严重程度分级进行治疗。

1．水液缺乏型干眼

（1）补充人工泪液：根据患者的需要选择人工泪液。

（2）泪道栓塞：对于需要长期滴人工泪液且每天滴用次数较多（4 次以上）的患者应选择泪道

栓塞治疗。

（3）抗炎药及免疫抑制剂：对于有眼表炎症患者应根据眼表炎症的严重程度应用抗炎药或免疫抑制剂，一旦炎症控制后应及时停用。

（4）刺激泪液分泌：对于局部人工泪液及泪道栓塞治疗效果不佳的患者可使用刺激泪液分泌的药物。

（5）自体血清的应用：对于常规药物治疗无效而角膜上皮愈合不佳的患者应选用自体血清治疗。

（6）相关全身疾病的治疗：如患者同时伴有全身性疾病，应根据患者全身性疾病与相应的专科联合治疗。

（7）手术治疗：对于保守治疗无效的严重水液缺乏型干眼患者可行睑缘缝合或颌下腺移植治疗。

2. 蒸发过强型干眼

（1）物理治疗：包括热敷、按摩和清洁。可采用毛巾热敷眼睑或特殊的红外线进行照射，然后进行眼睑按摩，促进腺体内分泌物的排出。物理治疗早晚各一次，疗程三个月，同时应配合全身及局部的药物治疗；对于炎症严重患者应在医院内进行睑板腺按摩治疗。

（2）口服抗生素：四环素 250mg 口服，1 天 4 次；或多西环素 50mg 口服，1 天 2 次。连续服用数周到数月。

（3）局部药物的应用：包括抗生素、抗炎药、人工泪液及治疗脂溢性皮炎的药物。

（4）脂质替代治疗：应用含脂类的人工泪液。

（5）减少蒸发：佩戴湿房镜或干眼眼镜可降低蒸发率。

3. 黏蛋白缺乏型干眼

（1）人工泪液：无防腐剂或防腐剂毒性低的人工泪液。

（2）泪道栓塞治疗。

（3）促进黏蛋白分泌及杯状细胞生长药物。

（4）抗炎及免疫抑制剂。

（5）手术治疗：严重者则需要用手术方法恢复眼表的正常解剖结构和功能，手术包括角膜缘干细胞移植，羊膜移植及眼表重建等。

4. 泪液动力学异常型干眼

（1）人工泪液：无防腐剂或防腐剂毒性低的人工泪液。

（2）抗炎药及免疫抑制剂：一旦炎症控制后应及时停用。

（3）治疗性角膜接触镜。

（4）手术治疗：药物治疗无效可手术。

5. 混合型干眼

（1）补充人工泪液。

（2）泪道栓塞：对于需要长期滴人工泪液且每天滴用次数较多（4 次以上）的患者应选择泪道栓塞治疗。

（3）抗炎药及免疫抑制剂：一旦炎症控制后应及时停用。

（4）刺激泪液分泌。

（5）自体血清的应用。

（6）相关全身疾病的治疗。

（7）手术治疗：对严重水液缺乏型干眼患者可行睑缘缝合或颌下腺移植。

6. 与 Sjögren 综合征相关疾病的治疗

Sjögren 综合征常伴有一些自身免疫性疾病，如发现患者有相关症状应建议患者联合内外科或皮肤科等进行治疗。与 Sjögren 综合征相关的自身免疫性疾病包括：类风湿性关节炎、系统性红斑狼疮、硬皮病、多发性肌炎、多发性结节性动脉炎、甲状腺炎、慢性肝胆管硬化、血小板减少性紫癜、高丙种球蛋白血症、巨球蛋白血症、雷诺氏现象、进行性系统性硬化、皮肌炎、间质性肾炎等。

四、不同类型及不同严重程度干眼的治疗建议

1. 不同类型干眼的治疗建议

（1）水液缺乏型干眼：补充人工泪液；泪道栓塞或湿房镜；局部非甾体类抗炎药或肾上腺皮质激素或免疫抑制剂；刺激泪液分泌药物；自体血清的应用；相关全身性疾病的治疗；手术治疗。

（2）蒸发过强型干眼：眼睑物理治疗；湿房镜；局部抗生素/肾上腺皮质激素眼液及眼膏；局部人工泪液及治疗脂溢性皮炎的药物；口服多西环素或四环素。

（3）黏蛋白缺乏型干眼：不含防腐剂或防腐剂毒性较少的人工泪液；泪道栓塞；促进黏蛋白分泌及杯状细胞生长药物；局部非甾体类抗炎药或肾上腺皮质激素或免疫抑制剂；手术治疗。

（4）泪液动力学异常型干眼：不含防腐剂或防腐剂毒性较少的人工泪液；局部非甾体类抗炎药或肾上腺皮质激素或免疫抑制剂；治疗性角膜接触镜；手术治疗。

（5）混合型干眼：人工泪液；湿房镜或泪道栓塞；局部非甾体类抗炎药或肾上腺皮质激素或免疫抑制剂；刺激泪液分泌药物；自体血清；相关全身性疾病的治疗；手术治疗。

2. Sjögren 综合征的治疗建议

本病目前没有根治的办法，治疗目标为改善症状、控制和延缓因免疫反应而引起的组织器官损害的进展以及继发性感染。

（1）减轻口干：停止吸烟、饮酒及避免服用引起口干的药物如阿托品等。有报道服用副交感乙酰胆碱刺激剂来促进唾液腺分泌，有一定疗效但不良反应也较多。

（2）干燥性角膜炎：可予人工泪液滴眼，局部抗炎及自体血清治疗。

（3）肌肉关节痛：非甾体类抗炎药。

（4）低血钾症：口服钾盐片。

（5）系统损害：应根据受损器官及严重程度进行治疗，可使用肾上腺皮质激素及免疫抑制剂等。

3. 不同严重程度干眼的治疗建议

（1）轻度干眼：教育及环境饮食改善；减少或停用有不良作用的全身或局部药物；眼睑物理治疗；人工泪液。

（2）中度干眼：在轻度干眼的基础上增加湿房镜，局部抗感染治疗、泪道栓塞治疗。

（3）重度干眼：在中度干眼的基础上增加全身性抗炎药，口服刺激泪液分泌药物，自体血清，

治疗性角膜接触镜，永久性泪道栓塞，手术（睑缘缝合术、眼睑手术、颌下腺移植手术等）。

第七节　睑板腺功能障碍

睑板腺功能障碍（meibomian gland dysfunction，MGD）是一组慢性、弥散性的睑板腺异常。常见有末端导管阻塞，脂质的质或数量改变等，最终引起泪膜稳定性改变，导致眼部炎症、眼表细胞损伤及刺激不适感。

一、睑板腺的解剖及功能

睑板腺是一组具有皮脂腺性质而又缺少毛发的腺体，上睑 30 个，下睑 25 个，腺体间相互平行，由穹隆部走行至睑缘，单一睑板腺具有三个主要结构：腺泡、连接导管以及中央导管。睑板腺腺泡壁上的基底细胞不断的分裂增殖，并最终成熟破裂，以全分泌的方式形成脂质，储存于中央导管中。并由腺体周围肌群在眨眼过程中的协同作用，使脂质由中央导管分泌至睑缘处，并随眨眼过程涂布于眼表泪液中。脂质成分丰富，其中以胆固醇和蜡质居多，混合于泪液中的脂质通常位于最外层，形成一层薄薄的脂质层，一方面能够形成清晰的屈光平面，另一方面能够降低泪液的蒸发速率，保持眼表湿润，以维持眼表各个组织的正常生理功能。

二、睑板腺功能障碍的分类及临床表现

目前临床上对 MGD 的分类尚未统一，国际上按照脂质动力学将 MGD 分为低动力型和高动力型，前者包括睑板腺分泌能力下降（如睑板腺萎缩，睑板腺数量下降等）、睑板腺开口阻塞（如沙眼、瘢痕性类天疱疮等引起的睑缘瘢痕化）；后者则由脂溢性皮炎、酒渣鼻等疾病引起。我国则有学者按照睑缘部是否有炎症，将 MGD 分为炎症型 MGD 及非炎症型 MGD。

非炎症型 MGD 的主要表现为睑板腺腺泡数量减少、导管增粗、睑缘开口瘢痕化或消失不见，脂质缺乏会加速泪液蒸发速率，降低泪河高度，使眼表趋于干燥状态；泪膜层由于缺乏脂质而稳定性下降，最终导致患者不适，损伤眼表上皮细胞及杯状细胞。

炎症型 MGD 的主要表现为睑缘处的炎症及睑板腺的炎症，前者又称为睑缘炎，在睑缘处可见充血、水肿，以及慢性炎症刺激导致的新生血管，根据致病菌及临床表现不同可分为"鳞屑性""溃疡性"及"眦部"睑缘炎。鳞屑性睑缘炎患者的脂质被"卵圆皮屑芽孢菌"分解为有刺激性的脂肪酸，造成患者屈光不正、视力波动及眼部刺激症状。变质的脂质在干燥后容易形成鳞屑和皮痂附着于睑缘及睫毛；溃疡性睑缘炎为金黄色葡萄球菌感染，引起睫毛毛囊及其附属腺体的化脓性炎症，临床症状较鳞屑性睑缘炎重，容易形成秃睫、倒睫及睑缘瘢痕；眦部睑缘炎与莫-阿双杆菌感染有关，多于双眼外眦部同时发病，临床表现为眦部睑缘和皮肤充血水肿伴浸渍糜烂。睑板腺的炎症多由睑板腺囊肿（霰粒肿）继发感染形成，称为睑腺炎。患者疼痛明显，眼部刺激症状重，多数炎症感染局限于睑板腺内而形成硬结，在睑结膜面形成黄色脓点，脓点破溃可引起周围组织继发感染。

三、睑板腺功能障碍的临床检查

目前临床尚无统一方法对睑板腺功能障碍进行明确诊断及严重程度的分级，而只有对其不同的临床表现分别进行检查和评估。

（1）睑板腺照相：通过睑板腺照相可以对上下睑板腺进行直观且清晰的观察，包括数量、长度、走行、充盈程度等。在 MGD 患者中，可出现不同程度的腺体缺失、长度缩短、走行异常等，在非炎症型 MGD 患者的临床评价中意义较大。

（2）睑板腺开口相对位置：睑缘皮肤与黏膜交界带称为"灰线"，能被眼表染色剂或试纸条（荧光素钠、虎红或丽丝胺绿）染色，临床根据睑板腺开口与"灰线"的位置，将其分为以下不同等级：（正常）灰线位置在所有睑板腺孔口的"结膜侧"（内侧）；（1 级）部分灰线接触睑板腺孔口；（2 级）灰线穿过孔口（线孔相串）；（3 级）灰线在所有睑板腺孔口的"皮肤侧"（外侧）。

（3）睑板腺分泌物性质：用棉签或玻璃棒平行于睑缘由轻至重进行按压，观察被挤压出脂质的性状：（正常）脂质呈清亮透明；（1 级）脂质轻度浑浊呈云雾状；（2 级）脂质浑浊、黏稠，有颗粒；（3 级）脂质呈牙膏状、或挤压出现空泡。

睑板腺功能障碍（meibomian gland dysfunction，MGD）的诊断及分度如下。

诊断标准：①症状；②睑缘部形态的变化；③睑板腺脂质性状及排出难易度的改变；④睑板腺缺失；⑤泪膜的变化；⑥眼表及角膜的变化。

临床分型：（根据有无症状和有无伴随眼表、泪膜的改变分型）：①无症状 MGD；②有症状MGD，伴蒸发过强性干眼和伴眼表损伤的 MGD。

诊断依据：①MGD 的诊断基础为 2～4 项；②症状加上 2～4 项中任何一项异常可诊断为 MGD；③如无症状，2～4 项中任何一项异常，则诊断为无症状 MGD；④MGD 诊断基础上加上 5 异常，诊断为 MGD 伴蒸发过强性干眼；⑤MGD 诊断基础上加上 6 异常，诊断为 MGD 伴眼表损伤性干眼。

四、睑板腺功能障碍的治疗

对于尚不需药物及睑板腺按摩治疗的轻症 MGD 患者，可采取睑板腺热敷治疗，对睑缘行40℃、10 分钟以上的热敷，可使睑缘皮肤温度持续高于脂质融点，使积存变性的脂质融化，易于排出，同时可软化睑缘皮肤、帮助睑板腺开口扩张，降低脂质排出阻力。用干净的湿热毛巾每日敷眼2～4 次，长期坚持、定期随访即可有效改善脂质质量。

对脂质凝固变性严重、睑板腺开口堵塞的患者或伴有炎症的 MGD 患者，首次医院内行热敷按摩治疗十分关键：用 40℃灭菌湿毛巾对上下眼睑及周围皮肤热敷 15 分钟。热敷后用眼表面麻醉药滴眼 1次，2 分钟后行睑板腺按摩，按摩下方睑板腺时，嘱患者向上注视，将无菌睑板腺按摩衬垫放入患者下方结膜囊中撑起眼睑，保护眼球壁。使用睑板腺按摩棒，平行于睑缘，自睑板腺远端处皮肤向睑板腺开口处滚动按压腺体，按摩力度以挤出睑板腺分泌物为适宜。进行上方睑板腺按摩时嘱患者向下注视，按摩方法同上。待上下方睑板腺按摩完成后，再次清洁眼部。医院内行睑板腺热敷按摩，能够一次性排出大量堆积于睑板腺导管内的变性脂质，解除管内高压，帮助腺泡重新生成健康脂质。

对于炎症性 MGD 患者，在热敷按摩的基础上辅以抗生素及肾上腺皮质激素治疗，能够有效抑制潜伏于睑缘及眼表的常见细菌，减轻因睑缘处充血水肿导致的开口堵塞，同时由于 MGD导致患者泪液蒸发过强，泪液稳定性下降，因此对 MGD 患者除睑板腺相应的治疗外，还应对其泪液功能及眼表组织进行评估，并加用人工泪液。普通人工泪液能够在一定程度上补充泪液、稳定泪膜，缓解 MGD 患者眼部症状，目前临床还有一类含有脂质的人工泪液，理论上更加适合 MGD 患者使用。

第三章　急性中耳炎

急性中耳炎是中耳黏膜的急性普通炎性疾病。多数由细菌的急性感染引起。小儿多发。急性中耳炎可分为急性非化脓性中耳炎和急性化脓性中耳炎两大类。其中急性非化脓性中耳炎又按其病因不同而分为急性分泌性中耳炎和气压损伤性中耳炎。气压损伤性中耳炎因周围环境内压力的急剧变化引起的中耳损伤。

儿童的急性中耳炎，无论其为化脓性或非化脓性，绝大多数（80％以上）均与细菌的急性感染有关，而且其致病菌种也大致相同；在疾病的早期，两者的临床表现极其相似；而由于抗生素的早期和广泛应用，少数以化脓性开始的中耳炎，以后可发展为分泌性中耳炎。故目前不少学者将两者不加区分地统称为急性中耳炎。

第一节　分泌性中耳炎

分泌性中耳炎是以中耳积液（包括浆液，黏液，浆-黏液，而非血液或脑脊液）及听力下降为主要特征的中耳非化脓性炎性疾病。本病常见。小儿的发病率比成人高，是引起小儿听力下降的重要原因之一。但病因复杂，病因学及发病机制的研究正在逐步深入。我国目前尚缺乏本病详细的流行病学调查研究。

本病的同义词较多，如分泌性中耳炎，卡他性中耳炎，浆液性中耳炎，黏液性中耳炎等。中耳积液甚为黏稠者称胶耳。

按病程的长短不同，可将本病分为急性和慢性两种。一般认为，分泌性中耳炎病程长达 8 周以上者即为慢性。慢性分泌性中耳炎是因急性期未得到及时与恰当的治疗，或由急性分泌性中耳炎反复发作、迁延、转化而来。由于急性分泌性中耳炎和慢性分泌性中耳炎的临床表现相似，治疗有连续性，故在此一并叙述。

一、病因

病因复杂，目前看来与多种因素有关。

1. 咽鼓管功能障碍

咽鼓管具有保持中耳内、外的气压平衡，清洁，防止逆行感染和隔声等功能。由各种原因引起的咽鼓管功能不良是酿成本病的重要原因之一。

（1）咽鼓管阻塞：咽鼓管在一般状态下是关闭的，仅在吞咽，打呵欠的一瞬间开放，以调节中耳内的气压，使之与外界的大气压保持平衡。当咽鼓管受到机械性或非机械性的阻塞时，中耳腔逐渐形成负压，黏膜中的静脉扩张，通透性增加，漏出的血清聚集于中耳内，可形成积液。

机械性阻塞：传统观念认为，咽鼓管咽口的机械性阻塞是本病的主要病因。随着病因学研究的不断深入，以 Salle 为代表的学者们认为，咽鼓管的机械性阻塞作为分泌性中耳炎主要病因的可能性很小。与本病有密切病因学关系的一些疾病的致病机制，并非单纯的机械性压迫、阻塞，如：①腺样体肥大：腺样体肥大与本病的关系密切。过去曾认为此乃肥大的腺样体堵塞咽鼓管咽口所致。但晚近的研究提示，腺样体的病因作用与其作为致病菌的潜藏处，即慢性腺样体炎，从而引起本病的反复发作有关。②慢性鼻窦炎：有调查发现，本病患者中的慢性鼻窦炎发病率较非本病患者高。以往仅将其归因于脓液堵塞咽口，及咽口周围的黏膜和淋巴组织因脓液的长期刺激而增生，导致咽口狭窄之故。新的研究发现，此类患者鼻咽部 sIgA 活性较低，细菌得以在此繁殖亦为原因之一。③鼻咽癌：鼻咽癌患者在放疗前后均常并发本病。除肿瘤的机械性压迫外，还与腭帆张肌、腭帆提肌、咽鼓管软骨及管腔上皮遭肿瘤破坏或放射性损伤，以及咽口的瘢痕性狭窄等因素有关。此外，鼻中隔偏曲，鼻咽部（特别是咽口周围）瘢痕，代谢性疾病（如鼻咽淀粉样瘤，甲状腺功能减退），特殊性感染（如艾滋病等）等也为病因之一。

非机械性阻塞：①小儿肌肉薄弱，软骨弹性差，中耳容易产生负压；由于中耳负压的吸引，咽鼓管软骨段更向腔内下陷，管腔进一步狭窄，甚者几近闭塞，如此形成了恶性循环。②由于细菌蛋白溶解酶的破坏，咽鼓管内表面活性物质减少，提高了管腔内的表面张力，影响管腔的正常开放。

（2）咽鼓管的清洁和防御功能障碍：咽鼓管由假复层柱状纤毛上皮覆盖，纤毛细胞与其上方的黏液毯共同组成"黏液纤毛输送系统"，借此不断向鼻咽部排除病原体及分泌物。细菌的外毒素或先天性纤毛运动不良综合征可致纤毛运动瘫痪；以往患中耳炎而滞留于中耳及咽鼓管内的分泌物也可能影响纤毛的输送功能。此外，因管壁周围组织的弹性降低等原因所导致的咽鼓管关闭不全，也给病原体循此侵入中耳以可乘之机。

2. 感染

自 1958 年 Senturia 等在 40％的中耳积液中检出了致病菌以来，各家对致病菌的检出率为 22％～52％。常见的致病菌为流感嗜血杆菌和肺炎链球菌，其次为 β-溶血性链球菌，金黄色葡萄球菌和卡他布兰汉球菌等。致病菌的内毒素在发病机制中，特别是在病变迁延为慢性的过程中具有一定的作用。此外，急性化脓性中耳炎治疗不彻底，滥用抗生素，以及致病菌毒力较弱等，也可能与本病的非化脓性特点有关。国内尚未见大批量分泌物样本的细菌学研究报道。

晚近应用 PCR 等现代检测技术发现，在慢性分泌性中耳炎的中耳积液中可检出如流感病毒、呼吸道合胞病毒、腺病毒等病毒，因此，病毒也可能是本病的主要致病微生物。而衣原体的感染也有个别报道。

3. 免疫反应

中耳具有独立的免疫防御系统，出生后随着年龄的增长而逐渐发育成熟。由于中耳积液中的细菌检出率较高，炎性介质的存在，并检测到细菌的特异性抗体、免疫复合物及补体等，提示慢性分泌性中耳炎可能是一种由抗体介导的免疫复合物疾病，即Ⅲ型变态反应，抗原可能存在于腺样体或鼻咽部淋巴组织内。但也有学者认为，它是由 T-细胞介导的迟发性变态反应（Ⅳ型变态反应）。

Ⅰ型变态反应与本病的关系尚不十分清楚。虽然患过敏性鼻炎的患者中，本病的发病率较对照组高，但一般认为，吸入性变应原通常不能通过咽鼓管进入鼓室。

除以上三大学说外，还有神经性炎症机制学说、胃-食管反流学说等。牙错位咬殆，腭裂亦引起本病。被动吸烟，居住环境不良，哺乳方法不当，家族中有中耳炎患者等属患病的危险因素。

二、病理

早期，中耳黏膜水肿，毛细血管增生，通透性增加。继之黏膜增厚，上皮化生，鼓室前部低矮的假复层柱状纤毛上皮变为增厚的分泌性上皮；鼓室后部的单层扁平上皮变为假复层柱状上皮，杯状细胞增多。上皮下有病理性腺体样组织形成，固有层有圆形细胞浸润。恢复期中，腺体退化，分泌物减少，黏膜逐渐恢复正常。如病变未能得到控制，晚期可出现积液机化，或形成包裹性积液，伴有肉芽组织形成等，可发展为粘连性中耳炎，胆固醇肉芽肿，鼓室硬化及胆脂瘤等后遗症。

中耳积液为漏出液、渗出液和黏液的混合液体，早期主要为浆液，然后逐渐转变为浆-黏液，黏液。浆液性液体稀薄，如水样，呈深浅不同的黄色。黏液性液体黏稠，大多呈灰白色。胶耳液体如胶冻状。上述各种液体中细胞成分不多，除脱落上皮细胞外，尚有淋巴细胞，吞噬细胞，多形核白细胞，个别可见嗜酸性粒细胞。此外，尚可检出免疫球蛋白（sIgA、IgG、IgA等），前列腺素等炎性介质，氧化酶，水解酶，以及 IL-1，IL-6，TNF-α，IFN-γ。

三、临床表现

1. 症状

（1）听力下降：急性分泌性中耳炎病前大多有感冒史，以后听力出现下降，伴自听增强。当头位变动，如前倾或偏向患侧，此时因积液离开蜗窗，听力可暂时改善。慢性者起病隐匿，患者常说不清发病时间。

小儿大多表现为对别人的呼唤声不予理睬，看电视时要调大声量，学习时精神不集中，学习成绩下降等。如小儿的另一耳正常，也可长期不被家长察觉。

（2）耳痛：起病时可有耳痛，慢性者耳痛不明显。

（3）耳内闭塞感：耳内闭塞感或闷胀感是常见的主诉之一，按捺耳屏后该症状可暂时减轻。

（4）耳鸣：部分患者有耳鸣，多为间歇性，如"噼啪"声，或低音调"轰轰"声。当头部运动，打呵欠或擤鼻时，耳内可出现气过水声，但若液体很黏稠，或液体已完全充满鼓室，此症状缺如。

2. 检查

（1）鼓膜：急性期，鼓膜松弛部充血，或全鼓膜轻度弥漫性充血。鼓膜内陷，表现为光锥缩短，变形或消失，锤骨柄向后上移位，锤骨短突明显向外突起。鼓室积液时，鼓膜失去正常光泽，呈淡黄、橙红或琥珀色，慢性者可呈灰蓝或乳白色，鼓膜紧张部有扩张的微血管。若液体不黏稠，且未充满鼓室，可透过鼓膜见到液平面。此液面形如弧形的发丝，凹面向上，请患者头前俯、后仰时，此平面与地面平行的关系不变。有时尚可透过鼓膜见到气泡影，做咽鼓管吹张后气泡可增多、移位。积液甚多时，鼓膜向外隆突。Siegle 镜检查见鼓膜活动受限。

（2）听力测试

音叉试验：Rinne test（−），Weber test 偏向患侧。

纯音听阈测试：示传导性听力损失。听力下降的程度不一，重者可达 40dB，轻者 15～20dB。听阈可随积液量的改变而波动。听力损失一般以低频为主，但由于中耳传音结构及两窗阻抗的变化，高频气导及骨导听力亦可下降。少数患者可合并感音神经性听力损失。

声导抗测试：声导抗图对诊断有重要价值。平坦型（B 型）是分泌性中耳炎的典型曲线，负压型（C 型）示鼓室负压，咽鼓管功能不良，其中部分中耳有积液。

（3）小儿可做 X 线头部侧位拍片，了解腺样体是否增生。

（4）成人做详细的鼻咽部检查，了解鼻咽部病变，特别注意排除鼻咽癌。

四、诊断

根据病史和临床表现，结合听力学检查结果，诊断一般不难。必要时可在无菌操作下做鼓膜穿刺术而确诊。但如积液甚为黏稠，也可能抽不出液体，此时应善加辨识。

五、鉴别诊断

（1）鼻咽癌：因为本病可为鼻咽癌患者的首诊症状。故对成年患者，特别是一侧分泌性中耳炎，应警惕有鼻咽癌的可能。仔细的后鼻孔镜或纤维鼻咽镜检查，血清中 EBV-VCA-IgA 的测定等应列为常规检查项目之一，必要时做鼻咽部 CT 扫描或 MRI。

（2）脑脊液耳漏：颞骨骨折并脑脊液漏而鼓膜完整者，脑脊液聚集于鼓室内，可产生类似分泌性中耳炎的临床表现。根据头部外伤史，鼓室液体的实验室检查结果及颞骨 CT 或 X 线拍片可资鉴别。

（3）外淋巴瘘（漏）：不多见。多继发于镫骨手术后，或有气压损伤史。瘘孔好发于蜗窗及前庭窗，耳聋为感音神经性或混合性。

（4）胆固醇肉芽肿：亦称特发性血鼓室。病因不明，可为分泌性中耳炎晚期的并发症。中耳内有棕褐色液体，鼓室及乳突腔内有暗红色或棕褐色肉芽，内有含铁血黄素与胆固醇结晶溶解后形成的裂隙，伴有异物巨细胞反应。鼓膜呈蓝色或蓝黑色。颞骨 CT 片示鼓室及乳突内有软组织影，少数有骨质破坏。

（5）粘连性中耳炎：粘连性中耳炎是慢性分泌性中耳炎的后遗症或终末期。两病症状相似，但粘连性中耳炎的病程一般较长，咽鼓管吹张治疗无效；鼓膜紧张部与鼓室内壁或（和）听骨链粘连，听力损失较重，声导抗图为"B"型、"C"型或"As"型。

六、预后

急性分泌性中耳炎预后一般良好。少数慢性分泌性中耳炎可后遗粘连性中耳炎，胆固醇肉芽肿，鼓室硬化，后天性原发性胆脂瘤等。

七、治疗

采取清除中耳积液，控制感染，改善中耳通气、引流，以及治疗相关疾病等综合治疗。

1. 非手术治疗

（1）抗生素：急性分泌性中耳炎可选用青霉素类、红霉素、头孢呋辛、头孢噻肟、头孢哌酮、头孢唑肟、头孢拉啶等口服或静滴。疗程不宜过长。

（2）糖皮质激素：如地塞米松或强的松等做短期治疗。

（3）保持鼻腔及咽鼓管通畅：减充血剂如 1%麻黄素，盐酸羟甲唑啉滴（喷）鼻腔。咽鼓管吹张（可采用捏鼻鼓气法，波氏球法或导管法）。成人可经导管向咽鼓管咽口吹入强的松龙 1mL，隔日 1 次，共 3～6 次。

（4）疫苗接种：国内尚在研制中。

2. 手术治疗

（1）鼓膜穿刺术：鼓膜穿刺，抽出积液。必要时可重复穿刺。也可于抽液后注入糖皮质激素，α-糜蛋白酶等类药物。

（2）鼓膜切开术：液体较黏稠，鼓膜穿刺时不能将其吸尽者，或经反复穿刺，积液在抽吸后又迅速生成、积聚时，宜做鼓膜切开术。小儿与其在全麻下做鼓膜穿刺术，倒不如以鼓膜切开术取代之。

（3）鼓膜切开加置管术：凡病情迁延长期不愈，或反复发作的慢性分泌性中耳炎及胶耳等，可于鼓膜切开并将积液充分吸尽后，在切口处放置一通气管，以改善中耳的通气，有利于液体的引流，促进咽鼓管功能的修复。通气管的留置时间长短不一，一般为 6～8 周，最长可达 1～2 年，不超过 3 年。咽鼓管功能恢复后，通气管大多可自行脱出。激光造孔不宜提倡。

（4）慢性分泌性中耳炎，特别在成年人，经上述各种治疗无效，又未查出明显相关疾病时，宜做颞骨 CT 扫描，如发现鼓室或乳突内有肉芽或鼓室粘连时，应做鼓室探查术或单纯乳突开放术，彻底清除病变组织后，根据不同情况进行鼓室成形术。

（5）其他积极治疗鼻咽或鼻部疾病，如腺样体切除术（3 岁以上的儿童），鼻息肉摘除术，下鼻甲部分切除术，功能性鼻窦内镜手术，鼻中隔黏膜下矫正术等。其中，腺样体切除术在儿童分泌性中耳炎的治疗中应受到足够的重视。

第二节　急性化脓性中耳炎

急性化脓性中耳炎是细菌感染引起的中耳黏膜的急性化脓性炎症。病变主要位于鼓室，中耳其他各部，如乳突的黏膜也有较轻微的炎症。本病多见于儿童。临床上以耳痛，耳内流脓，鼓膜充血、穿孔为特点。由于抗生素的普遍应用，目前发病率已有所下降。

一、病因

主要致病菌为肺炎链球菌、流感嗜血杆菌、乙型溶血性链球菌、葡萄球菌及绿脓杆菌等。中耳炎的真菌感染罕见。致病菌可通过以下 3 条途径侵袭中耳，其中以咽鼓管途径最常见。

1．咽鼓管途径

（1）急性上呼吸道感染期间，潜藏于腺样体沟裂或鼻咽其他部位的致病菌乘虚循此途径侵入鼓室。特别是小儿的咽鼓管较成人短、平而宽，咽口的位置较低，鼻咽部的病原体更易侵入中耳。

（2）在不洁的水中游泳或跳水，病原体进入鼻腔或鼻咽部，通过擤鼻或咽鼓管吹张，将其吹入鼓室。

（3）急性上呼吸道传染病时（如猩红热、麻疹、白喉、百日咳、流感等），一方面原发病的病原体可经咽鼓管侵袭中耳，迅速破坏中耳及其周围组织，导致急性坏死性中耳炎。另一方面也可经该途径发生继发性细菌感染。小儿的全身及中耳局部的免疫功能较差，容易感染各种前述传染病，因此本病的发病率较成人高。

（4）母亲对婴幼儿的哺乳方法不当，乳汁经咽鼓管反流入中耳。

2．外耳道-鼓膜途径

鼓膜原有穿孔时，致病菌直接经穿孔侵入中耳。鼓膜穿刺或切开术中因器械消毒不严或操作不当，亦可导致中耳感染。

3.血行感染

极少见。

二、病理

早期鼓室黏膜充血，水肿，血管扩张，红细胞、多形核白细胞等从毛细血管渗出，聚集于鼓室，并渐变成脓性。脓液增多后鼓膜因受压而缺血，并出现血栓性静脉炎，终致局部溃破，穿孔，脓液外泄。炎症得到控制后，鼓膜穿孔可自行修复，或遗留永久性穿孔。急性坏死性中耳炎可迁延为慢性。

三、临床表现

急性化脓性中耳炎临床表现见（表3-1）。

表 3-1　鼓膜穿孔前后的症状比较

	穿孔前	穿孔后
全身症状	畏寒，发烧，怠倦，食欲减退，小儿前述症状较重，常伴呕吐，腹泻	明显减轻或消失
耳痛	耳深部痛（搏动性，刺痛），吞咽及咳嗽时加重，可向同侧头部或牙放射；耳痛逐渐加重后可致烦躁不安，夜不成眠。小儿表现为搔耳，摇头，哭闹不安	顿感减轻
听力减退	耳闷，听力下降	逐渐减轻
耳鸣	可有	若穿孔前有，则逐渐消失
耳溢液	无	有，初为血水样，以后变为黏液脓性

以下检查有助于明确诊断：

（1）耳周检查：乳突尖及鼓窦区有轻微压痛。小儿乳突区皮肤可出现轻度红肿。

（2）耳镜检查：早期，鼓膜松弛部充血，紧张部周边及锤骨柄区可见扩张的、呈放射状的血管。随着病情进一步发展，整个鼓膜弥漫性充血、肿胀，向外膨出，其正常标志不易辨识。鼓膜穿孔大多位于紧张部。穿孔前，局部先出现一小黄点。穿孔初始，电耳镜下所见穿孔处为一闪烁搏动的亮点，分泌物从该处涌出，待穿孔稍扩大后，方能清晰察见其边界。如穿孔甚小而不易窥清时，可用 Siegle 镜向外耳道内加压后，即能显现穿孔的轮廓。婴幼儿的鼓膜较厚，富有弹性，不易发生穿孔，应警惕。坏死性中耳炎可发生多个穿孔，并迅速融合，形成大穿孔。

（3）听力检查：呈传导性听力损失。

（4）血象：白细胞总数增多，多形核白细胞比率增加。穿孔后血象渐趋正常。

四、预后

预后一般良好。治疗不彻底者，可转变为分泌性中耳炎，或隐性乳突炎。

五、治疗

控制感染和通畅引流为本病的治疗原则。

1．一般治疗

（1）及早应用足量抗生素或其他抗菌药物控制感染，务求彻底治愈。鼓膜穿孔后，取脓液做细菌培养及药敏试验，并参照结果调整用药。

（2）减充血剂喷鼻，如盐酸羟甲唑啉，1％麻黄素等。以利于恢复咽鼓管功能。

（3）注意休息，饮食宜清淡而易消化，便结者疏通大便。全身症状较重者注意给予支持疗法。小儿呕吐，腹泻时，应注意补液，纠正电解质紊乱。

2．局部治疗

（1）鼓膜穿孔前：①2％石炭酸甘油滴耳，可消炎止痛。然因该药遇脓液或血水后可释放石炭酸，故鼓膜穿孔后应立即停止使用，以免腐蚀鼓室黏膜及鼓膜。②遇下述情况时，应做鼓膜切开术：全身及局部症状较重，鼓膜膨出明显，经上述治疗后效果不明显；鼓膜虽已穿孔，但穿孔太小，分泌物引流不畅；疑有并发症可能，但尚无须立即行乳突开放术者。

（2）鼓膜穿孔后：①先用 3％双氧水或硼酸水彻底清洗外耳道脓液，然后拭干。②滴入滴耳剂。滴耳剂应以无耳毒性的抗生素溶液为主，如 0.3％氧氟沙星滴耳剂，利福平滴耳剂等。③当脓液已减少，炎症逐渐消退时，可用甘油或乙醇制剂滴耳，如3％硼酸甘油，3％硼酸乙醇等。④炎症完全消退后，穿孔大都可自行愈合。流脓已停止而鼓膜穿孔长期不愈合者，可行鼓室成形术。

第三节　急性乳突炎

急性乳突炎是乳突气房黏-骨膜、特别是乳突骨质的急性化脓性炎症。就解剖关系而言，乳突是中耳的一部分，乳突炎应纳入中耳炎的范畴。但在临床上，急性化脓性中耳炎和急性乳突炎两者的主要病变部位，病理变化，以及临床表现，预后和治疗方法等都不尽相同；而且，鼓室还有狭义的中耳之称，故在中耳疾病的分类中，将两者列为互相联系而又相对独立的两个疾病实体。

急性乳突炎主要发生于气化型乳突。儿童比较多见，2～3岁以下的婴幼儿因乳突尚未发育，仅发生鼓窦炎。

一、病因

急性乳突炎主要是急性化脓性中耳炎的并发症。主要原因：

（1）患者抵抗力差，如急性传染病（麻疹，猩红热等）或全身慢性病（糖尿病、慢性肾炎等）患者。

（2）致病菌毒力强，耐药，对常用抗生素不敏感，如肺炎球菌Ⅲ型，乙型溶血性链球菌等。

（3）中耳脓液引流不畅，如鼓膜穿孔太小或穿孔被脓液、异物等堵塞等。

二、病理

急性化脓性中耳炎时，若以鼓室为中心的化脓性炎症得不到控制而进一步向鼓窦和乳突发展、蔓延，乳突气房的黏骨膜充血、肿胀、坏死、脱落、骨质发生脱钙、房隔破溃、气房内积脓。此时，如鼓窦入口被肿胀的黏膜或肉芽等所堵塞，气房内的脓液不能循鼓窦-鼓室经鼓膜穿孔或（和）咽鼓管向外通畅引流，房隔遭到广泛破坏，乳突融合为一个或数个大的空腔，腔内有大量脓液蓄积，称"急性融合性乳突炎"。致病菌为溶血性链球菌或流感嗜血杆菌、乳突内充满血性渗出物者，称"出血性乳突炎"。在松质型或混合型乳突，因乳突骨质内含骨髓，此时可表现为乳突骨髓炎。由于抗生素的广泛应用，某些急性乳突炎的全身和局部症状非常轻微，在未发生并发症以前常不易被发现，称"隐性乳突炎"。

急性乳突炎如继续发展，乳突骨壁穿破，可引起颅内、外并发症。

三、临床表现

（1）在急性化脓性中耳炎的恢复期中，在疾病的第 3~4 周，各种症状不继续减轻，反而加重时，应考虑有本病的可能，如鼓膜穿孔后耳痛不减轻，或一度减轻后又逐日加重；听力不提高反而下降；耳流脓不渐减少却渐增加（脓液引流受阻时可突然减少）；同时全身症状加重，体温再度升高，重者可达 40℃ 以上。儿童可有速脉，嗜睡，甚至惊厥。通常有恶心、呕吐、腹泻等消化道症状。由于小儿的岩鳞缝尚未闭合，且中耳黏膜与硬脑膜之间有丰富的血管及淋巴管联系，故中耳的急性化脓性炎症可影响邻近的硬脑膜而出现脑膜刺激征，但此时的脑脊液无典型的化脓性改变，称为假性脑膜炎。病情严重者可引起包括化脓性脑膜炎在内的颅内并发症。

（2）乳突皮肤肿胀，潮红，耳郭后沟可消失。鼓窦区及乳突尖区有明显压痛。

（3）骨性外耳道后上壁红肿，塌陷。鼓膜充血，松弛部可膨出；鼓膜穿孔一般较小，穿孔处有脓液搏动。

（4）颞骨 CT 扫描可见乳突含气量减少，房隔破坏，并可见液气面。

（5）白细胞增多，多形核白细胞增加。

四、鉴别诊断

应注意和外耳道疖鉴别见（表 3-2）。

表 3-2　急性乳突炎与外耳道疖的鉴别要点

	急性乳突炎	外耳道疖
病史	有急性化脓性中耳炎病史	可有挖耳等外伤史
体温	一般均有发烧，重者可高达 40℃	一般正常，可有低烧
耳痛	耳深部痛，常伴同侧头痛	耳部疼痛，咀嚼或张口时加重
压痛	乳突尖及鼓窦区有压痛	耳郭有牵引痛，耳屏有压痛，乳突无压痛
听力	传导性听力损失	听力正常，或仅有轻度传导性听力损失
耳流脓	黏液脓，量多	纯脓，量较少
鼓膜	充血，穿孔	完整
颞骨 CT	乳突含气量减少，房隔破坏，可见液气面	正常

五、治疗

早期，全身及局部治疗同急性化脓性中耳炎，尤应参照细菌学检查结果及早应用大剂量适宜的抗生素，静脉给药；并注意改善局部引流，如鼓膜切开，清除穿孔处的堵塞物，忌用粉剂吹入耳内等。感染未能得到控制，或出现可疑并发症时，应立即做单纯乳突开放术。

第四节　隐性乳突炎

隐性乳突炎是指乳突内存在不可逆的炎性病损、而患者无明显症状、鼓膜尚可完整的乳突炎。较多见于 2 岁以上的儿童。可引起严重的颅内、外并发症。

一、病因

（1）急性化脓性中耳炎时抗生素使用不当，如药物剂量不足，给药时间过短，致病菌对所用药物不敏感或有耐药性。

（2）乳突的小血管内形成炎性血栓，血流受阻，药物无法达到病变部位。

（3）某些急性化脓性中耳炎症状不典型，因而未获合理的治疗。

二、症状及检查

临床症状不明显。多数患者在急性化脓性中耳炎"治愈"后有下列表现。

（1）患者有轻度的不适感，如耳内不适，轻微头痛，食欲不佳，或有低烧。

（2）听力不提高。

（3）鼓膜可完整，或有增厚，松弛部充血或全鼓膜轻度充血；外耳道后上骨壁充血。

（4）乳突可有轻压痛。

（5）颞骨 CT 片上可见乳突气房模糊，房隔轮廓不清，重者房隔破坏。

三、治疗

一旦诊断成立，应行单纯乳突开放术。

单纯乳突开放术是通过磨/凿开鼓窦及乳突，清除鼓窦、鼓窦入口及乳突气房、甚至上鼓室内的病变组织，使中耳脓液得到充分引流，用于治疗以急性化脓性炎症为主的中耳疾患，防止并发症。由于本术式不触动鼓室及外耳道的正常解剖结构，故能保存或提高患者的听力。近年来，通过抗生素对中耳炎症的有效控制，单纯做本术者已渐减少。

（一）适应证

（1）急性融合性乳突炎，乳突蓄脓，已出现并发症，或有并发症可疑时，应行急诊手术。

（2）隐性乳突炎。

（二）手术方法

1. 术前准备

手术前一天剃发，范围达术侧耳郭周围 5～7cm 以内。彻底清洗头部、耳郭及其周围皮肤。

（1）消毒：以活力碘消毒外耳道、耳郭及其周围 7cm 以内、向下包括同侧颈部的皮肤。

（2）麻醉：成人一般用局麻，儿童全麻。局麻以神经阻滞为主，切口及其周围辅以浸润麻醉。局麻药常用 1%～2% 利多卡因或 1% 普鲁卡因，以 20000∶1 比例加肾上腺素，分别阻滞以下神经：①耳颞神经外耳道支，于外耳道前壁骨与软骨交界处的皮下注射 0.3～0.4mL，深达骨膜。②迷走神经耳支，在外耳道上、下及后壁的骨与软骨交界处各选一点，每点皮下注药剂量同上。③耳颞神经前支，在耳轮脚前方，距外耳道口上壁 2～3cm 处，从皮下组织向内逐渐深达骨膜注药 2～4mL。④耳大神经及枕小神经，在耳郭附着处的后方 1～1.5cm 处进针，向上、中、下方皮下及骨膜下注射，药量 5～8mL。

（3）体位：仰卧，头偏向对侧，术耳朝上。

2．手术步骤

（1）切口：耳后切口。切口呈弧形，上起耳郭附着处的上缘高度，在距耳郭后沟 0.2cm 处切开皮肤，然后向下略向后伸延，至切口中段，此处离耳郭后沟 1.5～2.0cm，从此处转而向下稍向前延长切口，直达乳突尖水平，此时距耳郭后沟的距离为 1.2cm。切透皮肤后，相继切开皮下组织及骨膜。因小儿乳突尚处于发育阶段，面神经穿过茎乳孔的位置比较表浅，故切口不宜过低，以免损伤面神经。

（2）暴露乳突骨皮质：以剥离器分离骨膜，暴露乳突骨皮质，前达鼓鳞裂，上至颞线，确认外耳道上棘及筛区。用牵开器撑开创口。

（3）开放鼓窦及乳突：上起颞线，下至乳突尖，前达骨性外耳道后壁后方，磨去乳突骨皮质，暴露乳突浅层气房。然后磨去外耳道上棘后上方，相当于外耳道上三角的气房，寻找并开放鼓窦。成人鼓窦距乳突表面 1～1.5cm，婴幼儿位置较浅，仅 0.2～0.4cm。开放鼓窦时，注意向上勿误入颅中窝，避免损伤硬脑膜，向后勿伤及乙状窦。如乳突骨质已因病变而穿破，则可循此破孔进入乳突。鼓窦完全开放后，便可由此逐次开放全部乳突气房。

（4）清除病变组织：将鼓窦、鼓窦入口及乳突腔的病变组织全部清除，上鼓室如有肉芽或坏死组织，亦应仔细剔除，但应注意尽量不损伤砧骨短突及锤砧关节。开放全部残留气房，直至最后形成一前达鼓窦入口及外耳道后壁、上至鼓窦盖及乳突天盖、后至乙状窦骨板、后上方为窦脑膜角、下抵乳突尖、二腹肌嵴的空腔。

（5）缝合切口：术腔以生理盐水冲洗后，用碘仿纱条填塞之。纱条末端置于切口下端外方，以便引流及日后抽取。然后缝合切口。

第四章　慢性化脓性中耳炎

第一节　慢性化脓性中耳炎

慢性化脓性中耳炎是中耳黏膜、骨膜或深达骨质的慢性化脓性炎症。病变不仅位于鼓室，还常侵犯鼓窦，乳突和咽鼓管。本病很常见。临床上以耳内长期间断或持续性流脓，鼓膜穿孔和听力下降为特点；在一定条件下，可以引起颅内、外并发症。

一、病因

（1）急性化脓性中耳炎未获恰当而彻底的治疗，病程迁延长达 8 周以上，或急性坏死性中耳炎，病变深达骨质者。

（2）鼻、咽部存在腺样体肥大，慢性扁桃体炎，慢性化脓性鼻窦炎等疾病，易致中耳炎反复发作，经久不愈。

（3）全身或局部抵抗力下降，如营养不良，慢性贫血，糖尿病等。婴幼儿免疫功能低下，患急性中耳炎时较易演变为慢性。

二、致病菌

常见致病菌为金黄色葡萄球菌，绿脓杆菌，以及变形杆菌，克雷伯杆菌等。病程较长者，常出现两种以上细菌的混合感染，且菌种常有变化。需氧菌与无芽孢厌氧菌的混合感染正受到关注。中耳的真菌感染很少见。

三、病理

本病的主要病理变化为黏膜充血、增厚、有圆形细胞浸润、杯状细胞及腺体分泌活跃。病变可主要位于鼓室，亦可侵犯中耳的其他部位。如黏膜上皮遭破坏，炎症侵入其下方的骨质，如听小骨、鼓室内壁、鼓沟、鼓窦、乳突，甚至面神经骨管，可发生慢性骨疡，局部有肉芽或息肉生成，少数有硬化灶或组织粘连并存。鼓膜边缘性穿孔或炎症持久不愈的大穿孔，黏膜破坏后可发生鳞状上皮化生，或继发胆脂瘤。

四、临床表现

1. 症状

（1）耳溢液：耳溢液为间断性，或长期持续不停，上呼吸道感染时或经外耳道再感染时，耳溢液发作或增多。分泌物为黏液脓，或稀薄或黏稠，有肉芽或息肉者，分泌物中偶可混有血液；分泌物的量多少不等。

（2）听力下降：听力损失程度不等，轻者可不自觉，待听力损失严重时方觉听力下降。

（3）耳鸣：部分患者可出现耳鸣。

2. 检查

（1）鼓膜穿孔：穿孔位于鼓膜紧张部，大小不等，可分为中央性和边缘性两种：若穿孔的四周均有残余鼓膜环绕，无论其位于鼓膜的中央或周边，皆称中央性穿孔；如穿孔的边缘有部分或全部已达鼓沟，该处无残余鼓膜，则名为边缘性穿孔。从穿孔处可见鼓室内壁黏膜充血，肿胀，或增厚，高低不平，或有肉芽、息肉，大的肉芽或息肉可循穿孔伸展于外耳道，穿孔被遮盖而不可见。鼓室内或肉芽周围及外耳道内有脓性分泌物。

（2）听力检查：纯音听力测试示传导性或混合性听力损失，程度轻重不一。少数可为重度感音性听力损失。

（3）颞骨高分辨率CT扫描：炎症主要局限于鼓室黏膜者，乳突多为气化型，充气良好。若有骨疡、黏膜增厚或肉芽生长等病损时，则气房模糊，内有软组织影。此时乳突多为板障型或硬化型。

五、诊断

根据病史及检查结果，诊断不难。应与以下疾病鉴别。

（1）慢性鼓膜炎：耳内长期流脓，鼓膜上有较多肉芽，而颞骨CT示鼓室及乳突均正常。

（2）中耳癌：好发于中年以上的患者。大多患有耳长期流脓史，近期耳内出血，伴耳痛，可有张口困难。鼓室内有新生物，接触性出血。早期出现面瘫，晚期有第Ⅵ、Ⅸ、Ⅹ、Ⅺ、Ⅻ脑神经受损表现。颞骨CT示骨质破坏。新生物活检可确诊。

（3）结核性中耳炎：起病隐匿，耳内脓液稀薄，听力损害明显，早期发生面瘫。鼓膜大穿孔，有苍白肉芽。颞骨CT示鼓室及乳突有骨质破坏区及死骨。肺部或其他部位有结核病灶。肉芽病检可确诊。

六、治疗

治疗原则为控制感染，通畅引流，清除病灶，恢复听力，消除病因。

1. 药物治疗

引流通畅者，以局部用药为主，炎症急性发作时，宜全身应用抗生素。有条件者，用药前先取脓液做细菌培养及药敏试验，以指导用药。

（1）局部用药种类：①抗生素溶液或抗生素与糖皮质激素混合液，如0.3%氧氟沙星滴耳液，利福平滴耳液，0.25%氯霉素滴耳液等；用于鼓室黏膜充血、水肿，分泌物较多时。②乙醇或甘油制剂，如3%～4%硼酸甘油，3%～4%硼酸乙醇，2.5%～5%氯霉素甘油等。适用于脓液少，鼓室潮湿时。

（2）局部用药注意事项：①用药前用3%双氧水或生理盐水彻底清洗外耳道及鼓室的脓液，并用棉签拭干，或吸引器吸尽，然后方可滴药；②忌用氨基苷类抗生素制剂（如新霉素，庆大霉素等）滴耳，以免耳中毒；③脓液多或穿孔小者，忌用粉剂，否则影响引流，甚至导致并发症；④忌用腐蚀剂。

2. 手术治疗

（1）中耳有肉芽或息肉，或耳镜下虽未见明显肉芽或息肉，而经正规药物治疗无效，CT示乳突病变明显者，应做乳突开放＋鼓室成形术。

（2）中耳炎症已完全吸收，遗留鼓膜紧张部中央性穿孔者，可行单纯鼓室成形术。

第二节 中耳胆脂瘤

中耳胆脂瘤是一种位于中耳内的囊性结构，而非真性肿瘤。胆脂瘤可继发于慢性化脓性中耳炎，慢性化脓性中耳炎也可继发于胆脂瘤的细菌感染，故本病又可称为伴有胆脂瘤的慢性中耳炎。由于胆脂瘤可破坏周围骨质，出现严重的颅内、外并发症，应该重视。

颞骨内的胆脂瘤可分为先天性和后天性两种。先天性胆脂瘤是胚胎期外胚层组织遗留或迷走于颅骨中发展而成，在颞骨可见于岩尖、鼓室或乳突。后天性胆脂瘤又分为原发性和继发性两种：后天性原发性胆脂瘤无化脓性中耳炎病史，胆脂瘤合并细菌感染后中耳可出现化脓性炎症；继发性胆脂瘤则继发于慢性化脓性中耳炎或慢性分泌性中耳炎。

一、发病机制

后天性胆脂瘤形成的确切机制尚不清楚，主要的学说如下。

（1）袋状内陷学说：由于咽鼓管通气功能不良，中耳内长期处于负压状态；或咽鼓管功能虽然正常，而中耳长期受到慢性炎症的刺激，位于中、上鼓室间的鼓室隔处的黏膜、黏膜皱襞、韧带等组织肿胀、增厚，甚至发生粘连，鼓前峡和鼓后峡因此而全部或部分闭锁，上鼓室、鼓窦及乳突腔与中、下鼓室、咽鼓管之间因而形成两个互不相通、或不完全相通的系统。受上鼓室长期高负压的影响，鼓膜松弛部向鼓室内陷入，该处逐渐形成内陷囊袋。因囊袋的内壁由鼓膜的表皮层组成，此表层上皮及角化物质可不断脱落；加之外耳道上皮因慢性炎症的影响而丧失其自洁能力，囊内角化物及上皮屑不能排出，随着其在囊内堆积数量的增加，囊腔的体积也渐扩大，最终形成胆脂瘤，即后天性原发性胆脂瘤。这种胆脂瘤早期大多沿锤骨头颈，砧骨外侧发展。

（2）上皮移行学说：具有鼓膜边缘性穿孔或大穿孔的慢性化脓性中耳炎，其外耳道及鼓膜的上皮沿边缘性穿孔的骨面向鼓室内移行生长，并逐渐伸达鼓室窦、鼓窦及乳突区，其脱落上皮及角化物质堆积于该处而不能自洁，逐渐聚集成团，形成继发性胆脂瘤。

（3）鳞状上皮化生学说：该学说认为，中耳黏膜的上皮细胞受到炎症刺激后，可化生为角化性鳞状上皮，继而发生胆脂瘤。

（4）基底细胞增殖学说：有认为，鼓膜松弛部的上皮细胞能通过增殖而形成上皮小柱，后者破坏基底膜后伸入上皮下组织，在此基础上形成胆脂瘤，为原发性胆脂瘤。

二、病理

胆脂瘤是一种囊性结构，而非真性肿瘤。囊的内壁为复层鳞状上皮，囊内充满脱落的鳞状上皮和角化物质。无论原发性或继发性胆脂瘤，均可破坏周围的骨质，并向四周不断膨胀、扩大。这种骨质遭破坏的确切机制尚不清楚，早期有机械压迫学说，以后有酶（蛋白酶，胶原酶，酸性磷酸酶等）学说，或认为与前列腺素、肿瘤坏死因子、淋巴因子等有关。此外，胆脂瘤还经常合并骨疡，伴有肉芽生长或胆固醇肉芽肿等。

三、临床表现

1. 症状

（1）耳溢液：继发性胆脂瘤有耳内长期流脓，脓量多少不等，由于腐败菌的继发感染，脓液常有特殊的恶臭。后天原发性胆脂瘤早期无耳内流脓，待合并感染时方有耳溢液。

（2）听力下降：原发性上鼓室内的早期局限性胆脂瘤可无任何症状，不引起明显的听力下降。如听骨链遭破坏，则可因听力下降而首诊。继发性胆脂瘤一般均有较重的传导性或混合性听力损失。由于胆脂瘤可作为缺损听骨间的传音桥梁，即使听骨已有部分破坏，听力损失也可不甚明显。

（3）耳鸣：可有高音调或低音调耳鸣。早期多不出现耳鸣。

2．检查

（1）耳镜检查：鼓膜松弛部穿孔或紧张部后上方边缘性穿孔，或鼓膜大穿孔，从穿孔处可见鼓室内有灰白色鳞片状或豆渣样无定形物质，奇臭、穿孔处可伴有肉芽组织。早期原发性胆脂瘤，松弛部穿孔可被一层痂皮覆盖，初学者不识，不除痂深究，常致漏诊。大的胆脂瘤可致上鼓室外侧骨壁或外耳道后上骨壁破坏，或可见外耳道后上壁塌陷。

（2）纯音测听：听力损失可轻可重，可为传导性或混合性，少数为感音性耳聋。

（3）颞骨高分辨率 CT 扫描：示上鼓室、鼓窦或乳突有骨质破坏区，其边缘浓密、整齐。

四、鉴别诊断

应与不伴胆脂瘤的慢性化脓性中耳炎鉴别（表 4-1）。

表 4-1 慢性化脓性中耳炎与中耳胆脂瘤鉴别诊断表

	慢性化脓性中耳炎	伴肉芽或息肉的慢性化脓性中耳炎	中耳胆脂瘤
耳内流脓	多为间歇性	持续性	持续性；如穿孔被痂皮所堵则表现为间歇性，原发性者早期不流脓
分泌物性质	黏液脓，无臭	脓性或黏液脓性，间混血丝，或出血，臭	脓性或黏液脓性，可含"豆渣样物"，奇臭
听力	一般为轻度传导性听力损失	听力损失较重，为传导性，或为混合性	听力损失可轻可重，为传导性或混合性
鼓膜及鼓室	紧张部中央性穿孔	紧张部大穿孔或边缘性穿孔，鼓室内有肉芽或息肉	松弛部穿孔或紧张部后上边缘性穿孔，少数为大穿孔，鼓室内有灰白色鳞片状或无定形物质，亦可伴有肉芽
颞骨 CT	正常	鼓室、鼓窦或乳突内有软组织影或骨质破坏	骨质破坏，边缘浓密，整齐
并发症	一般无	可有	常有

五、治疗

应及早手术。手术治疗的目的：①彻底清除病变组织：对乳突和上、中、下、后鼓室，咽鼓管内的胆脂瘤，肉芽及病变骨质等，应完全、彻底地加以清除；②重建传音结构：在彻底清除病变组织的基础上，应尽可能地保留与传音结构有关的健康组织，如听小骨，残余鼓膜，咽鼓管黏膜，鼓室黏膜，乃至完整的外耳道及鼓沟等，并在此基础上同期或次期重建传音结构；③求得一干耳；④防止并发症。

第三节 耳显微外科简介及化脓性中耳炎的手术治疗

一、耳显微外科简介

由于耳部解剖结构精细、复杂、深邃，凭借这些特殊的结构，维系着重要的生理功能，故在第二次世界大战前，耳科手术的开展一直受到很大的限制。20世纪40年代初期，随着第一台手术显微镜的问世，耳科医生即将其应用于耳科手术中，从而开创了显微外科的先河，奠定了显微外科学的基础。同时，也由于手术显微镜的应用，使得位置深在，结构精细的耳部解剖及病变情况能够充分地纳入术者的视野和精确的操作范围之中，耳科手术由此得到了迅速的发展，手术范围得到极大的扩展，聋耳复聪有了可能。如今，耳显微外科技术不仅应用于中耳的病灶清除术，鼓室成形术，而且还遍及其他的传导性聋、眩晕、面神经以及颅底外科和人工耳蜗植入等精细度要求极高的手术中。

耳显微外科的必备设置包括耳科手术显微镜及耳科电钻，并有相应的耳显微手术器械等。手术显微镜应具备以下基本条件：①焦距≥20cm，耳科用手术显微镜的焦距为22.5～25cm；②物象可放大6～40倍；③术者和助手的视线需与照明光轴重合良好；④无论放大倍数和投射方向如何，物像始终清晰明亮；⑤机械构件性能良好，操作方便。耳科电钻基本可分为气动钻和电动钻两种。气动钻的转速可超过20000r/min。除动力系统外，电钻手柄和钻头有各种型号，供使用时选择。电钻一般均附有注水及吸水装置。手术者必须熟悉颞骨的详细解剖结构，具有双目手术显微镜下三维空间的定位能力，以及在显微镜下的狭小视野内熟练的操作技能等。

二、化脓性中耳炎的手术治疗

化脓性中耳炎的手术基本可分为两类。两类手术可以相互结合，在一期或分期手术中并用，也可单独施行，例如，若中耳炎病变广泛，中耳传音结构已不能重建，或即使可能重建，但因患者合并重度感音神经性聋，术后也无望提高听力，则仅做乳突根治术。如乳突无病变，则完成鼓室成形术即可。

1. 以清理中耳病灶为目的的各种乳突手术

如上鼓室切开术，单纯乳突开放术，改良乳突根治术，乳突根治术等。

（1）上鼓室切开术：上鼓室切开术是磨开上鼓室外侧骨壁，必要时包括部分鼓窦外侧壁，清除病灶，重建听骨链，并用软骨或骨片重建上鼓室外侧壁。本术适用于原发性上鼓室微小胆脂瘤而乳突正常者。

（2）乳突根治术：乳突根治术是通过开放乳突，切除外耳道后上骨壁，彻底清除中耳各部的病变组织，使鼓室、鼓窦、乳突腔和外耳道形成一永久向外开放的大腔手术。其适应证：①合并全聋或接近全聋的中耳胆脂瘤和保守治疗无效的伴肉芽或息肉的慢性化脓性中耳炎。②上述两种疾病和结核性中耳炎，因病变广泛已无条件做鼓室成形术者。③慢性中耳炎引起颅内并发症者。④局限于中耳的早期恶性肿瘤以及面神经瘤等良性肿瘤。

（3）改良乳突根治术：改良乳突根治术是一种经过改良的乳突根治术，术中既要彻底清除中耳各部的所有病灶，切除外耳道后上骨壁，使乳突腔、鼓窦向外耳道开放；同时又保留中耳的传声结构，并在此基础上做鼓室成形术。其适应证：具备鼓室成形术条件的中耳胆脂瘤及伴肉芽或息肉的慢性化脓性中耳炎。

2．以重建中耳传音结构为目的的鼓室成形术

鼓室成形术包括鼓膜成形术和听骨链重建术。

（1）鼓膜成形术：鼓膜成形术又称鼓膜修补术。该术是通过组织移植技术修复穿孔，达到恢复鼓膜的完整性，并提高听力的目的。是各种鼓室成形术的基本手术。修补鼓膜的材料很多，归纳起来属于来自自体和同种异体的中胚层组织，常用的有筋膜（多采用颞肌筋膜）、软骨膜、骨膜等。此外，近期尚有用软骨膜、软骨用作鼓膜修补者。修补方法有内置法、夹层法、外置法。

（2）听骨链重建术：听骨链重建术是恢复鼓膜和外淋巴液之间的稳定连接，达到恢复或改善中耳传声系统功能的手术。在鼓膜完整且两窗功能正常的条件下，听骨链中断在中频区造成的听力损失可达 60dB，由此可知听骨链重建术的重要性。听骨链的修复材料包括自体和同种异体骨（常用的有听小骨，乳突骨皮质等），以及异质材料（如金属丝，肽质听骨，多孔高分子聚乙烯或生物陶瓷听骨膺复物等）。塑料或生物陶瓷膺复物有全听骨膺复物（total ossicular replacement prosthesis，TORP）和部分听骨膺复物（partial ossicular replacement prosthesis，PORP）。术中根据听小骨缺损的不同情况进行重建，PORP 用于部分听骨缺损，而镫骨完好者；TORP 用于听骨全部缺失，而镫骨足板完好活动者。应用骨质进行重建时，则可在术中视不同情况，对骨质研磨加工后应用。

对每一位化脓性中耳炎患者手术方法的选择，均应根据其病变性质，病损范围，并发症的有无，乳突气化情况，咽鼓管功能状况，患耳和对侧耳的听力水平以及患者对手术的耐受能力、术者的操作技能等综合考虑来决定。

附：鼓室成形术

鼓室成形术是基于 20 世纪 40 年代耳显微外科的创建，以及对圆窗膜在声能传导中生理作用的认识和不少耳科医生在听力重建术的尝试中积累的经验等，由 Wullstein 和 Zöllner 在第五届耳鼻咽喉科医生国际会议上正式宣读的，同时并对该手术进行了分类。在此基础上，以后又出现了不同的分类方法，其中 AAOO 和 Portmann 的分类方法具有代表性。

（1）Wullstein 分型法。

Ⅰ型：鼓膜成形术，适用于鼓膜紧张部中央性穿孔，听骨链及两窗功能正常，中耳炎症已得到控制，耳内干燥者。

Ⅱ型：适应证基本同上，但锤骨柄坏死。术中将部分修补材料贴附于砧骨或锤骨头上。

Ⅲ型：又称鸟式听骨型。用于锤骨、砧骨已破坏，而镫骨完整、活动，且圆窗功能正常者。术中将部分修补材料贴附于镫骨头上，如此形成的鼓室较浅。为改正此缺点，后继者在镫骨头上"戴帽"，为改良Ⅲ型。

Ⅳ型：适用于锤骨、砧骨及镫骨上结构皆已破坏，但镫骨足板尚活动，圆窗功能也正常者。此时将移植材料之上方贴于鼓岬上部，意在形成一个包括圆窗和咽鼓管在内、但不包括卵圆窗的小鼓室。目前已很少采用。

Ⅴ型：即外半规管开窗术，适应证基本同Ⅳ型，但足板已固定。晚近对有条件者，开窗部位已移至镫骨足板。

（2）美国耳鼻咽喉科学会（AAOO）手术分型标准。

鼓膜成形术：同 Wullstein 分型中之第一型。

不伴乳突开放术的鼓室成形术：术中仅清理鼓室内的病灶（包括肉芽组织、硬化灶、粘连带等），重建中耳传音结构，乳突及鼓窦无须开放及清理，伴或不伴鼓膜成形术。

伴乳突开放术的鼓室成形术：除修复中耳传音结构外，尚清理鼓室及中耳其他各部的病灶，伴或不伴鼓膜成形术。

（3）Portmann 将鼓室成形术分为两型。

单纯鼓室成形术：包括修补鼓膜和重建听骨链。

混合型鼓室成形术：包括①乳突进路鼓室成形术，即关闭式手术。要求在彻底清除中耳各部病变的同时，保留外耳道后壁及鼓沟的完整性，并在此基础上做鼓室成形术。②乳突根治术并鼓室成形术，即开放式手术。彻底清除病变组织，要求术中不保留外耳道后壁的完整性，在此基础上行鼓室成形术。

第五章　鼻囊肿

鼻囊肿是发生于鼻及鼻窦的囊肿性病变，依其发生原因有先天性和后天性之分。前者多系胚胎发育期的上皮残留引起；后者与黏膜炎症有关。随着影像学诊断技术的不断提高，鼻窦囊肿的发病率有所增加。无临床表现的囊肿可临床观察、随访。对已有临床症状的囊肿可采用手术治疗。牙源性上颌窦囊肿应同时治疗病牙。

第一节　鼻前庭囊肿

鼻前庭囊肿是指发生于鼻翼根部，梨状孔前方，上颌牙槽突表面软组织内的单房性囊肿。

一、病因

在胚胎发育期，上颌突、球状突和鼻外侧突互相联合处，由上皮残余或迷走的上皮细胞发育而成，属于一种裂隙性囊肿。有人认为可能是鼻底黏膜腺管口阻塞，引起分泌物潴留而形成。

二、病理

囊肿通常是圆形或椭圆形，常发生于一侧，呈单房性，生长缓慢。随着囊肿压力增高可压迫使其下方骨质吸收，形成一浅盘状。囊壁由结缔组织构成，内含立方形的柱状上皮和大量杯状细胞。囊内含黄色或棕黄色黏液，多为透明或浑浊如蜂窝状，不含胆固醇结晶。若合并感染则囊液为脓性。

三、临床表现

本病常见于 30～50 岁的中年女性，一侧鼻翼下方渐渐隆起，使鼻底前方黏膜呈淡黄色，囊肿大者鼻前庭部明显突起，鼻唇沟消失。鼻翼附着处，口腔前庭近梨状孔外侧部，甚至上唇的上部均见隆起，可伴有鼻塞。穿刺抽出黄色黏液后隆起消失，但随后又复发。遇感染时局部充血并疼痛。

四、诊断

鼻前庭外下方微有隆起，用二指分别放在口腔前庭及鼻前庭处，行口腔前庭及鼻前庭联合触诊。可触知囊肿柔软，具弹性及波动感，能移动，无压痛。穿刺有淡黄色囊液可确诊。囊液不含胆固醇结晶，可与牙源性囊肿鉴别。X 线片示无骨质破坏，与牙齿无关联。

五、治疗

经口前庭切口，完全剥离囊肿，缝合口内切口黏膜，并将鼻前庭处的皮肤切成带蒂瓣膜，填入其下腔，以利引流。有人主张，经鼻腔进路用手术剪或 CO_2 激光去除囊肿顶盖，尽可能切宽，吸净囊液后填入油纱条，让囊肿底壁慢慢与鼻底长平而治愈。此法亦称揭盖法，而且方法更简便。

第二节　鼻窦黏液囊肿

鼻窦黏液囊肿最为常见，国外统计多认为额窦发生最多，筛窦次之，蝶窦少。国内统计原发于筛窦最多，额窦次之。此病多见于青年及中年人，多为单侧，囊肿增大时可累及其他鼻窦。

一、病因

多认为是两个因素综合所致。

（1）各种原因致鼻窦自然开口完全阻塞，使窦腔内积液不能流出。

（2）鼻窦黏膜的炎性病变，也可能是变态反应，所致的黏膜水肿产生大量渗出液。这两个因素必须同时存在，否则黏液囊肿不易产生。

二、病理

鼻窦开口完全堵塞后，窦腔内积液不能排出，逐渐充满窦腔，产生正压，进而压迫鼻窦骨壁，结果骨质吸收、变薄，致使囊肿向周围扩散，产生隆起畸形。目前认为骨壁的破坏还可能与淋巴细胞产生的破骨细胞激活因子（OAF）、前列腺素 F（PGF）和前列腺素 E（PGE）等有关。鼻窦黏膜多呈水肿和囊肿性变化。囊内液体呈淡黄、黄绿或棕褐色，多含有胆固醇结晶，如有感染则变为脓囊肿，其破坏性更大，可引起较严重的眶内或颅内并发症。

三、临床表现

黏液囊肿增长缓慢，早期可无任何症状，若鼻窦骨壁有破坏，则发展迅速，视其扩展的方向不同而出现相应的临床症状。

（1）眼部症状：囊肿侵入眼眶后，可致眼球移位、流泪、复视、头痛、眼痛等。额窦及筛窦囊肿可致眼球向前、下、外方移位。后组筛窦及蝶窦囊肿压迫可致眼球向前突出，压迫眶尖可致失明、眼肌麻痹、眼部感觉障碍和疼痛等症状，即眶尖综合征。

（2）面部症状：囊肿增大，可致眶顶（额窦囊肿）、内眦（筛窦囊肿）或面颊（上颌窦囊肿）等处隆起。如鼻窦骨壁变薄，但仍完整，则扣诊可有乒乓球感。如骨壁完全被吸收而消失，触诊即有波动感。

（3）鼻部表现：较大囊肿可出现鼻塞、嗅觉减退，有时囊液自鼻内流出，囊肿位于筛窦、额窦者，内眦部或额窦底隆起，质硬，触之可有乒乓球感，鼻内镜下可见中鼻甲移位，筛泡隆起或鼻顶前部膨隆；蝶窦黏液囊肿可在嗅裂后、鼻咽顶后隆起；上颌窦黏液囊肿可见到鼻腔外侧壁内移，面部隆起，硬腭下塌。

四、诊断

根据病史、临床表现、影像学检查等，诊断较易。在局部膨隆处穿刺有棕色或灰色黏液，可确诊。此外，X 线摄片、CT 对囊肿的诊断、定位有重要作用。CT 片上可见窦腔扩大，骨质变薄。肿物呈圆形、密度均匀、边缘光滑的阴影，邻近骨质有受压吸收现象。较大的囊肿可扩张生长侵入眶内、颅内。

筛窦、额窦黏液囊肿应与眼眶肿瘤、脑膜脑膨出、泪囊囊肿及筛窦、额窦骨瘤相鉴别；上颌窦黏液囊肿应与上颌窦恶性肿瘤、牙源性囊肿相鉴别；蝶窦黏液囊肿应与垂体肿瘤、脑膜瘤等鉴别。

五、治疗

诊断明确后，应进行手术治疗。治疗原则是建立囊肿与鼻腔永久性通路，以利引流，防止复发。如发生在额窦或筛窦，以前多采用鼻外根治术，将囊肿全部切除，并切除额窦底部和筛窦内壁，以利永久性引流。随着内镜鼻窦外科应用于临床，所有的囊肿均可经鼻内进路进行。对较大囊肿破坏骨壁后，常与硬脑膜、大血管、眼眶等粘连，手术不能强求完全切除囊肿，否则会损伤邻近重要结构，出现严重并发症，只需咬破囊肿，除去部分囊壁，建立永久通道即可。

第三节　鼻窦浆液囊肿

鼻窦浆液囊肿或潴留囊肿多发生在上颌窦内，常见于上颌窦底壁和内壁。

一、病因

浆液囊肿不是由于黏液腺管口阻塞形成，而是由于炎症或变态反应，由毛细血管渗出的浆液流入黏膜下层稀松的结缔组织内，逐渐膨胀起来形成囊肿。囊肿内的液体是血浆，而不是黏液。

二、临床表现

此类囊肿一般不会生长过大，多无症状。往往是在 X 线检查时意外发现的。个别患者可有慢性上颌窦炎症状，偶有头部持续钝痛，亦可有颊部压迫感或同侧上列牙疼痛等。偶可表现为间隙性从鼻腔流出黄色液体。

三、诊断

通常在上颌窦穿刺或上颌窦 X 线拍片检查时偶然发现。上颌窦穿刺时，拔出针芯或回抽有黄色液体；X 线片或 CT 扫描示窦内有局限性边缘清楚的半月形阴影即可拟诊为浆液囊肿。一般浆液性囊肿为一侧单发，上颌窦息肉多为一侧多发，另侧常伴有鼻窦炎，可资鉴别。

四、治疗

无症状者的小囊肿，无治疗的必要。因囊肿常不破坏窦壁，亦无严重危害性。若做鼻内镜鼻窦手术时发现，亦可同时将囊肿切除。

第四节　上颌窦牙源性囊肿

凡上颌窦内由牙齿发育障碍或病变所形成的囊肿，称为牙源性囊肿。包括牙囊肿又称滤泡囊肿和根尖周囊肿两种。

一、病因

含牙囊肿的发生与牙齿发育的缺陷有关，往往发现有未长出的恒齿或是额外齿。此种未长出的牙齿在牙槽骨中，如异物一样，刺激成釉细胞而产生增殖性变化和分泌物，形成囊肿。囊肿内多含有牙齿。

根尖周囊肿与含齿囊肿的来源不同，根尖周囊肿是由于齿根感染造成损害，牙髓坏死而形成肉芽肿或脓肿，以后齿骨质上皮细胞长入肉芽肿或脓肿内形成囊肿。

二、病理

含牙囊肿中未长出的牙齿和增殖的成釉细胞被包围在囊肿内，侵入上颌窦腔。随着囊肿内分泌物逐渐增加，压迫骨壁，使骨壁变薄、萎缩、膨胀，形成面颊隆起。囊肿有一纤维组织包膜，内层为鳞状上皮，囊腔内有棕色或黄色黏液，液体内含有胆固醇结晶。

根尖周囊肿的内壁是鳞状上皮，有时是柱状上皮。如有感染发生，上皮被破坏，代以纤维组织。囊液为黄色水样液或稀黏液，同样含胆固醇结晶。

三、临床表现

囊肿体积小时无症状，当囊肿长大时即。产生面颊部隆起畸形，鼻腔堵塞，眼球向上移位及视力障碍等。根尖周囊肿较含齿囊肿为小，多发生于上颌切牙，尖牙和双尖牙根的唇面，如囊肿过大也可使面颊隆起。

四、诊断

根据慢性病史，口腔检查常发现有一牙缺如，由于囊肿的压迫所致的面部畸形，包括面颊部隆起，鼻腔外壁向内推移。囊肿前骨壁变薄，按之有乒乓球或破蛋壳感，穿刺可抽出黄色黏液。X 线片示窦腔扩大，囊肿阴影内含有牙影，含牙囊肿诊断即可确定。而根尖周囊肿 X 线片示病牙根尖部小圆形囊影，其周围有吸收现象。

五、治疗

囊肿小者，可采用唇龈沟进路切除，不进入上颌窦；囊肿大者，可采用上颌窦根治术，将囊肿全部取出。对于根尖周囊肿，应同时治疗病牙，可拔除病牙或行保守治疗。

鼻及鼻窦的囊肿并非肿瘤，但具有肿瘤的形态及某些肿瘤的特性。在诊断时要注意与鼻及鼻窦的肿瘤相鉴别，鼻、鼻窦的 CT 或（和）MRI 可明确病变部位。囊肿的穿刺有助于诊断。对无临床表现的囊肿可以观察，有临床症状的囊肿可采用手术治疗。对牙源性上颌窦囊肿应同时治疗病牙。

第六章　鼻腔炎症性疾病

鼻腔直接与外界相通，易受有害因素的攻击，因此在鼻科临床中，鼻腔炎症性疾病是最为常见的一类疾病。这类疾病发病因素复杂，可分为生物性（病原微生物）、药物性、代谢性、医源性等，有的病因至今不明。急性鼻炎即通常所说的伤风感冒，发病率非常高，是本章主要介绍的疾病，各个年龄组均可发生，尤以幼儿最为好发。慢性鼻炎也是很常见的疾病，常被忽视，但可影响生活质量。

第一节　急性鼻炎

急性鼻炎俗称"伤风""感冒"。但感冒有别于流感，故又称为普通感冒。是由病毒感染引起的急性鼻黏膜炎症，常波及鼻窦或咽喉部，传染性强。多发于冬秋季以及季节交替之时。

（一）病因

各种上呼吸道病毒均可引起本病，最常见的有鼻病毒、腺病毒、冠状病毒、流感病毒和副流感病毒等。主要传播途径是飞沫直接吸入，其次被污染的食品或物体也可从鼻腔或咽部进入体内而致病。在病毒感染的基础上，可继发细菌感染。由于各种病毒的特点不一样，因此发病常无一定规律，而且临床表现的程度也各有所不同。常见诱因如下。

（1）全身因素：受凉、疲劳、营养不良、维生素缺乏，各种全身慢性疾病等均可导致机体免疫功能和抵抗力下降，诱发本病。

（2）局部因素：鼻腔及邻近部位的慢性病变，如鼻中隔偏曲、慢性鼻炎、鼻窦炎、鼻息肉、腺样体肥大和慢性扁桃体炎等，均可影响鼻腔功能和通气引流，鼻腔黏膜纤毛运动发生障碍，病原体易于局部存留。

（二）病理

病变初期，血管收缩，局部缺血，分泌减少。继之血管扩张，分泌增加，造成黏膜水肿。而黏膜水肿使得鼻腔黏膜纤毛运动功能发生障碍，病原体易于存留，出现炎性反应，初为单核白细胞以及少量吞噬细胞，继而多形白细胞逐渐增多。分泌物也由初期的水样，变成黏液性，如果合并细菌感染，逐渐变成脓性。

（三）临床表现

潜伏期 1～4 天，不同的病毒潜伏期有所不同。鼻病毒的潜伏期较短，腺病毒、副流感病毒较长。早期症状多为鼻腔和鼻咽部出现鼻痒、刺激感、异物感或烧灼感（急性鼻交感刺激综合征）。自觉鼻腔干燥。有时还会出现结膜的瘙痒刺激感（如腺病毒感染时）。然后出现疲劳、头痛、畏寒、食欲不振等全身症状。继之出现逐渐加重的鼻塞，夜间较为明显，打喷嚏、头痛。鼻涕增多，初为水样，后变为黏脓性。说话有闭塞性鼻音。儿童还可以发生鼻出血。此时全身症状最重。一般在1～2周内，各种症状逐渐减轻、消失。如果合并细菌感染，则出现脓涕，病情延期不愈。

检查可见：初期鼻黏膜广泛充血、干燥，以后鼻黏膜肿胀，总鼻道或鼻底有水样、黏液样或黏脓性分泌物，咽部黏膜亦常有充血。

（四）诊断

依照患者病史及鼻部检查，确诊不难，但应注意是否为急性传染病的前驱症状，即症状性急性鼻炎相鉴别。

（五）鉴别诊断

许多急性传染病如流感、麻疹等，常有症状性急性鼻炎的表现。鉴别诊断主要根据病史以及全身情况。

（1）流感：全身症状很重，常有高热、全身不适，易发生衰竭。

（2）麻疹：同时有眼红、流泪、全身发疹等伴随症状。

（六）并发症

急性鼻炎可因感染直接蔓延，或因不适当的擤鼻，使感染向邻近器官扩散，产生多种并发症：①急性鼻窦炎，其中以筛窦炎和上颌窦炎多见；②中耳炎；③鼻咽炎、咽炎、喉炎、气管及支气管炎、肺炎；④泪囊炎、结膜炎，但较为少见。

（七）治疗

病毒感染尚无简单有效的治疗方法。但呼吸道病毒感染常有自限性，因此病毒感染引起的急性鼻炎，主要是对症及防止并发症。应多饮热水，清淡饮食，注意休息。

（1）抗病毒药物早期应用，常用的有：病毒唑、吗啉胍、金刚烷胺等。

（2）减轻发热、头痛等全身症状，可用：①复方阿司匹林1～2片，3次/d；阿司匹林0.3～0.5g，3次/d。②清热解毒冲剂1～2包，3次/d；板蓝根冲剂1～2包，3次/d。

（3）局部治疗：①血管收缩剂滴鼻，如1%麻黄素液或0.05%羟甲唑啉，0.05%～0.1%丁苄唑啉滴鼻液以利鼻腔通气引流。后者作用时间较长，可达7～8小时；小儿宜用0.5%麻黄素液；使用减充血滴鼻液的时间不宜超过10天，以免形成药物性鼻炎。②α-干扰素，鼻部应用虽可减少鼻病毒的复制，但并不能影响病程，其作用有限。

第二节　慢性鼻炎

一、概述

慢性鼻炎是鼻黏膜及黏膜下层的慢性炎症。主要特点是鼻腔黏膜肿胀，分泌物增加。病程持续数月以上或反复发作，迁延不愈，常无明确的致病微生物感染。一般分为慢性单纯性鼻炎和慢性肥厚性鼻炎两种类型。二者病因基本相同，后者多由前者发展而来，组织病理学上没有绝对的界限，常有过渡形存在。但临床表现以及治疗方法有所不同。慢性鼻炎患者常伴有不同程度的鼻窦炎。

致病因素主要有：全身因素、局部因素和职业及环境因素等方面。

1. 全身因素

（1）慢性鼻炎常为一些全身疾病的局部表现，如贫血、结核、糖尿病、风湿病以及慢性心、肝、肾疾病等，均可引起鼻黏膜长期瘀血或反射性充血。

（2）营养不良，维生素 A、维生素 C 缺乏、烟酒过度等，可使鼻黏膜血管舒缩功能发生障碍，或黏膜肥厚，腺体萎缩。

（3）内分泌失调，如甲状腺功能低下可引起鼻黏膜水肿；青春期、月经期和妊娠期鼻黏膜可发生充血、肿胀，少数可引起鼻黏膜肥厚。

（4）免疫功能障碍：全身免疫功能障碍可以是先天性的，如 γ-球蛋白缺乏；也可以是后天性的，如艾滋病、器官移植或肿瘤患者长期使用免疫抑制剂。局部免疫功能障碍如缺乏分泌性 IgA 都可以造成上呼吸道的反复感染。

2．局部因素

（1）急性鼻炎反复发作或治疗不彻底，变为慢性鼻炎。

（2）鼻腔或鼻窦慢性炎症，可使鼻黏膜长期受到脓性分泌物的刺激，促使慢性鼻炎发生。

（3）鼻中隔偏曲、鼻腔狭窄、异物、肿瘤妨碍鼻腔通气引流，使得病原体容易局部存留，以致易反复发生炎症。

（4）长期滴用血管收缩剂，引起黏膜血管舒缩功能障碍，长期血管扩张，组织间隙水肿、黏膜肿胀、纤维结缔组织增生或鳞状上皮化生，严重影响纤毛系统的形态和功能，最终导致药物性鼻炎。

（5）黏膜纤毛功能、结构异常或出现分泌功能障碍也容易发生慢性鼻炎。

3．职业和环境因素

职业或生活环境中长期吸入各种粉尘，如煤、岩石、水泥、面粉、石灰等可损伤鼻黏膜纤毛功能。各种化学物质及刺激性气体（如二氧化硫、甲醛及乙醇等）均可引起慢性鼻炎。环境温度和湿度的急剧变化也可导致本病。

二、慢性单纯性鼻炎

慢性单纯性鼻炎是一种以鼻黏膜肿胀、分泌物增多为主要症状的慢性炎症。

1．病理

鼻腔、鼻窦的组织病理学检查有其不同于其他部位的特殊之处：①年龄因素的影响，新生儿没有淋巴细胞；随着年龄的增长，肥大细胞逐渐减少。②鼻腔、鼻窦不同的部位有着不同的组织结构，神经、血管、腺体的密度各不相同。

由于神经血管功能紊乱，鼻黏膜深层动、静脉慢性扩张，鼻甲出现肿胀。但浅层血管没有明显扩张，因此鼻黏膜充血可以不明显。血管和腺体周围有淋巴细胞与浆细胞浸润，黏液腺功能活跃，分泌物增多，但黏膜组织无明显增生。

2．临床表现

鼻塞、鼻涕增多为主要症状，还可伴有嗅觉减退、闭塞性鼻音、鼻根部不适、头痛等症状。鼻塞的特点是间歇性和交替性。

（1）间歇性：白天、温暖、劳动和运动时鼻塞减轻，睡眠、寒冷、静坐时加重。运动时，全身自主神经兴奋，鼻黏膜血管收缩，鼻塞减轻。

（2）交替性：平卧时鼻塞较重，侧卧时居上侧通气较好，下侧较重。可能与平卧时颈内静脉压升高有关。侧卧后，下侧鼻腔出现鼻塞，可能与肩臂的自主神经反射有关。鼻分泌物主要为黏膜腺体的分泌物，因含有多量黏蛋白多为黏液性，继发感染后可为黏脓性或脓性。鼻涕可向后经后鼻孔流到咽喉部，引起咽喉部不适，出现多"痰"及咳嗽。在小儿鼻涕长期刺激可引起鼻前庭炎、湿疹等。

检查可见双侧下鼻甲肿胀，不能看清鼻腔内的其他结构。鼻黏膜呈淡红色，可以没有明显的充血。下鼻甲表面光滑，湿润，黏膜柔软而富有弹性，用探针轻压呈凹陷，移开后立即恢复。鼻黏膜对血管收缩剂敏感，滴用后下鼻甲肿胀迅速消退。鼻底、下鼻道或总鼻道内有黏稠的黏液性鼻涕聚集，总鼻道内还常有黏液丝牵挂。

3. 诊断

依照患者病史及鼻部检查，确诊不难，但应注意与其他类型的慢性鼻炎相鉴别。

4. 治疗

（1）消除致病因素：积极治疗全身疾病；矫正鼻腔畸形，如鼻中隔偏曲、结构性鼻炎等；加强身体锻炼，提高机体免疫力；注意培养良好的心理卫生习惯，避免过度疲劳。有免疫缺陷或长期使用免疫抑制剂者，尽量避免出入人群密集场所，并注意戴口罩。

（2）局部治疗：①血管收缩剂滴鼻，0.5%～1%麻黄素液，或 0.05%羟甲唑啉，每日 1～2 次，或者只在有明显鼻塞症状时使用；注意此类药物长期使用可引起药物性鼻炎，因此一般不宜超过 7 天；儿童最好不用或短期使用浓度较低的此类药物。盐酸萘甲唑啉（滴鼻净）应禁止使用。②局部糖皮质激素鼻喷剂，最常使用的鼻内抗炎一线药物。③微波或超短波可以改善鼻腔的血液循环，改善症状。

三、慢性肥厚性鼻炎

慢性肥厚性鼻炎是以黏膜、黏膜下，甚至骨质局限性或弥漫性增生肥厚为特点的鼻腔慢性炎症。

1. 病理

早期表现为黏膜固有层动静脉扩张，静脉及淋巴管周围有淋巴细胞及浆细胞浸润。静脉和淋巴管回流受阻，通透性增高，出现黏膜固有层水肿，继而纤维组织增生，黏膜肥厚病变累及骨膜可发生下鼻甲骨质增殖肥大。病变持续发展，纤维组织增生压迫，引起血循环障碍，形成局限性水肿，息肉样变。黏膜上皮纤毛脱落，变成假复层立方上皮。鼻腔不同的地方，黏膜增厚的程度不同，通常下鼻甲最重。中鼻甲前端和鼻中隔也可出现类似变化。

2. 临床表现

（1）鼻塞：较重，多为持续性。出现闭塞性鼻音，嗅觉减退。鼻涕不多，为黏液性或黏脓性。

（2）如下鼻甲后端肥大压迫咽鼓管咽口，可有耳鸣、听力减退。下鼻甲前端肥大，可阻塞鼻泪管开口，引起溢泪。

（3）长期张口呼吸以及鼻腔分泌物的刺激，易引起慢性咽喉炎。

（4）头痛、头昏、失眠、精神萎靡等。如果中鼻甲肥大压迫鼻中隔，可刺激筛前神经（三叉神经的分支），引起三叉神经痛。用 1%地卡因麻醉嗅裂黏膜后，疼痛可缓解，称为"筛前神经综合征"。需要行中隔纠正术或中鼻甲部分切除术。

鼻腔检查可见鼻黏膜增生、肥厚，呈暗红和淡紫红色。下鼻甲肿大，堵塞鼻腔，表面不平，呈结节状和桑椹状。触诊有硬实感，不易出现凹陷，或出现凹陷不易恢复。对 1%麻黄素的收缩反应差。鼻底或下鼻道内可见黏涕或黏脓涕。

3．诊断

根据症状、鼻镜检查及鼻黏膜对麻黄素等药物反应不良，诊断多无困难。但应注意与结构性鼻炎的鉴别。结构性鼻炎即鼻腔存在一种或几种鼻腔结构的形态或解剖异常，如鼻中隔偏曲、中鼻甲反向弯曲及下鼻甲内展等结构异常，引起鼻腔通气及功能异常。临床常可看到鼻中隔一侧明显偏曲，另一侧下鼻甲出现代偿性肥大；下鼻甲萎缩，常可见中鼻甲代偿性肥大等情况。因此，对于慢性鼻炎的诊断和治疗，应仔细检查，正确判定引起症状的主要病变部位，才能获得较好的治疗效果。

4．治疗

用于治疗慢性单纯性鼻炎的方法均可用于治疗早期的肥厚性鼻炎。

（1）下鼻甲黏膜下硬化剂注射：适用于早期肥厚性鼻炎，常用药物有 50%葡萄糖，80%甘油，5%鱼肝油酸钠或 5%石炭酸甘油等。表面麻醉后，将注射针自下鼻甲前端向后刺入黏膜下，接近下鼻甲后端时，回抽无血后推注药液，边推药边缓慢退出，注射量 1mL 左右。1 次/周，3 次为一疗程。注意全身慢性疾病如动脉硬化、高血压、严重的心脏病患者。不能采用此方法。

（2）下鼻甲激光、电凝、射频消融术：局部麻醉后，用针形电极自下鼻甲前端刺入，沿黏膜下刺达后端，打开高频电凝开关，边退针边凝固。肥厚严重处，持续凝固时间稍长。依同法可用 YAG 激光行黏膜下照射。还可用 CO_2 激光直接凝固、气化肥厚的黏膜。也可用射频消融的方法缩小下鼻甲。

（3）手术治疗：对于药物及其他治疗无效者，可行手术治疗。手术现在多在鼻内镜或显微镜下进行，大大提高了手术的安全性和准确性。

下鼻甲的处理：原则是去除部分下鼻甲组织，改善通气，但是切忌切除过多的下鼻甲（切除部分一般不要超过下鼻甲的 1/3），如切除过多有可能发生继发性萎缩性鼻炎，出现空鼻综合征。可以用刀、剪、圈套器直接去除部分下鼻甲黏膜组织，也可以用吸切钻进行黏膜下切除术。如合并有下鼻甲骨质增生、肥大，可同时切除肥大的骨质。还可先将下鼻甲向内骨折移位，用吸切器切除肥大的下鼻甲下面和外侧面，注意不要损伤下鼻甲的内侧面，以免形成鼻腔粘连，最后复位下鼻甲。

中鼻甲部分切除术：如果中鼻甲肥大影响呼吸、嗅觉、鼻窦引流或头痛，应切除部分中鼻甲。

第三节　药物性鼻炎

全身或局部使用药物引起鼻塞的症状时，称为药物性鼻炎。尤其是后者引起的更为常见，故亦称"中毒性鼻炎"。不少患者不经专科医生检查诊治，自行购药治疗，以致滥用滴鼻药造成药物性鼻炎。

（一）病因

全身用药引起鼻塞的药物主要有：①抗高血压药物：如 α 肾上腺素受体阻滞剂（利血平、甲基多巴胺等）；②抗交感神经药物；③抗乙酰胆碱酯酶药物：如新斯的明、硫酸甲基噻嗪、羟苯乙胺等可引起鼻黏膜干燥；④避孕药物或使用雌激素替代疗法可引起鼻塞。局部用药主要是长期使用减充血剂，如萘甲唑啉类（滴鼻净）最为常见。临床上药物性鼻炎主要指的是局部用药引起的鼻炎。主要原因是鼻腔黏膜血管长时间收缩会造成血管壁缺氧，出现反跳性血管扩张，造成黏膜水肿，从而出现鼻堵的症状。

（二）病理

使用血管收缩剂后鼻黏膜小动脉立即收缩，如长期使用此类药物，血管长期收缩可导致小血管壁缺氧，引起反应性血管扩张，腺体分泌增加，鼻黏膜上皮纤毛功能障碍，甚至脱落。黏膜下毛细血管通透性增加，血浆渗出水肿，日久可有淋巴细胞浸润。上述病理改变可于停药后逐渐恢复。镜下可见鼻腔黏膜纤毛脱落，排列紊乱。上皮下层毛细血管增生，血管扩张。有大量炎性细胞浸润。

（三）临床表现

长期使用血管收缩剂滴鼻后，药物的疗效越来越差，鼻腔通畅的时间越来越短，鼻堵的症状越来越重。因此患者常自行增加滴药的次数，从而发生恶性循环，称为多用减效现象。多于连续滴药10天后症状明显出现。表现为双侧持续性鼻塞，嗅觉减退，鼻腔分泌物增加，并由清涕转为脓涕。常伴有头痛、头晕等症状。检查可见鼻腔黏膜多为急性充血状并且干燥、肿胀。对麻黄碱的收缩反应性明显降低。鼻道狭窄，有大量分泌物。婴幼儿使用萘甲唑林（滴鼻净）可引起面色苍白、血压下降、心动过缓、昏迷不醒甚至呼吸困难等中毒现象。

（四）诊断及鉴别诊断

本病的临床表现与肥厚性鼻炎非常相似。要仔细询问全身以及局部用药史，以及使用时间，对1%麻黄素棉片的收缩反应性差。

（五）治疗

（1）确诊后立即停用血管收缩剂，可改用生理盐水滴鼻。

（2）局部用糖皮质激素鼻喷剂：如丙酸倍氯米松气雾剂、布地奈德气雾剂等。

（3）三磷酸腺苷（ATP）40mg，2～3次/d口服。

（4）也可行下鼻甲封闭，如0.5%普鲁卡因2mL＋醋酸考地松0.5mL双下鼻甲黏膜下封闭。

（六）预防

尽量少用或不用鼻腔血管收缩剂。如果必须使用，使用时间最好不要超过10天。用药期内大量服用维生素C。婴幼儿、新生儿应禁用此类药物。

第四节　萎缩性鼻炎

萎缩性鼻炎是一种缓慢发生的弥漫性、进行性鼻腔萎缩性病变。不仅仅鼻腔黏膜，而且包括黏膜下的血管、腺体，甚至鼻甲骨都会出现萎缩。黏膜萎缩性病变可发展至咽部、喉部，引起萎缩性咽炎、萎缩性喉炎。女性多见，男女比为3:1。

（一）病因

本病可分为原发性与继发性。前者无明显外因，多于青春期发病，女性多见。后者常继发于长期鼻炎、与鼻腔手术中切除的组织过多有关。

1. 原发性

病因不明。多认为是多种内、外因素协同作用的结果。

（1）营养学说：我国 50—60 年代发病率较高，80 年代以后，发病率逐渐降低。发达国家少见，而发展中国家发病率较高，说明此病可能与营养条件、生活环境有关。

（2）遗传倾向：目前多认为此病是多基因遗传病。可能与人种有关。黄种人和南欧较为常见，非洲人罕见。

（3）职业和环境因素：鼻黏膜长期受有害粉尘、气体刺激，或长期处于干燥高热环境中会造成鼻腔黏膜的损害。

（4）内分泌功能紊乱：由于此病女性多见，月经期间症状加重，30 岁后逐渐减轻，因此提出可能与性内分泌紊乱有关。

（5）自身免疫性疾病：近年免疫学研究发现，多数患者免疫功能紊乱，提出可能是一种自身免疫性疾病的学说。

2. 继发性

（1）感染：慢性鼻炎、慢性鼻窦炎鼻黏膜长期受脓性分泌物刺激，或结缔组织过度增生压迫，造成血液循环发生障碍，引起鼻黏膜萎缩。

（2）医源性：鼻腔组织特别是下鼻甲切除过多，导致鼻腔过分宽大，通气过度，发生萎缩性鼻炎，是成年患者的主要病因之一。有的学者称为"空鼻综合征"，应引起关注。

（3）特殊传染病：如结核、梅毒、麻风等损害鼻黏膜后，后遗萎缩性改变。

（二）病理

初期可以出现轻度的上皮增生、黏膜水肿，然后鼻黏膜上皮变性，进行性萎缩。黏膜纤毛脱落，纤毛柱状上皮变成鳞状上皮。腺体减少，分泌物干燥形成痂皮，上皮下有大量炎性细胞浸润（常常为大量的肥大细胞），黏膜和骨质血管发生动脉内膜炎和周围炎，血管腔狭窄和闭塞。黏膜供血不足，导致黏膜、腺体、骨质萎缩，鼻甲骨质吸收。常常伴有额窦和上颌窦发育不全。

（三）临床表现

（1）鼻及鼻咽部干燥：鼻腔过度通气，鼻黏膜腺体萎缩，分泌减少，因此，鼻内常有结痂，有时带血，甚至有鼻出血。

（2）鼻塞和嗅觉减退或失嗅：因鼻内痂皮阻塞鼻腔；因鼻黏膜萎缩，神经感觉迟钝，虽有气流通过，但不能察觉。嗅区黏膜萎缩或被痂皮堵塞导致嗅觉减退甚至消失。

（3）头痛、头昏：头痛多发生于前额、颞侧或后枕部。因鼻黏膜萎缩，鼻腔过度通气，鼻腔保温调湿的调节功能减退，大量冷空气刺激所致；头昏因鼻内脓痂压迫鼻黏膜之故。

（4）恶臭：多见于病情严重和晚期者。呼气有特殊的臭味，但由于嗅觉减退或丧失，因此患者自己不能闻到。恶臭是因变形杆菌使鼻腔内脓性分泌物和痂皮内的蛋白质分解产生吲哚所致，故又称臭鼻症。

（5）耳鸣、听力下降：病变波及咽鼓管，出现咽鼓管功能障碍，引起分泌性中耳炎的症状。

（6）咽干、声嘶以及刺激性干咳：病变累及咽喉所致。

（7）检查：可见鼻腔宽大，从前鼻孔可直视鼻咽部。鼻黏膜明显干燥，鼻腔内有结痂，除去痂皮可有出血。痂皮为黄绿色或灰绿色，有恶臭味。鼻甲萎缩，明显缩小，有时甚至无法辨认下鼻甲。有时中鼻甲出现代偿性肥大。严重者鼻外形有变化，如鼻梁平宽，鼻孔扁平，鼻翼掀起，状似鞍鼻。

（四）诊断

根据症状及检查，不难做出诊断，有时需与以下疾病鉴别。

（1）鼻硬结病：此病无臭味，鼻分泌物或组织可培养出鼻硬结杆菌，组织病理检查有泡沫细胞和品红小体（Russel 小体）的特征性改变。

（2）鼻部特殊感染：如梅毒、麻风、结核等应予除外。

（五）治疗

目前尚无特效治疗。

1. 全身治疗

改善营养，改进生活条件。

（1）维生素疗法：维生素 A、维生素 B_2、维生素 C、维生素 E 对此病有一定疗效。

（2）微量元素疗法：适当补充铁、锌等微量元素。

（3）桃金娘油 0.3g，2 次/d。能稀释黏液，促进腺体分泌，刺激黏膜纤毛运动，并有一定的抗菌作用。

2. 局部治疗

（1）鼻腔冲洗：用 3%高渗盐水每天进行鼻腔冲洗，去除痂皮及臭味，清洁鼻腔，可以刺激鼻黏膜增生。

（2）复方薄荷滴鼻剂、植物油、鱼肝油、石蜡油等滴鼻，滑润黏膜，软化干痂，便于清除痂皮，改善鼻干的症状。

（3）1%～3%链霉素液滴鼻，抑制细菌生长，减少黏膜糜烂，帮助黏膜生长。

（4）复方雌二醇滴鼻剂，25%葡萄糖甘油滴鼻，有抑制鼻分泌物分解作用。

（5）50%葡萄糖滴鼻，可促进黏膜腺体分泌。

（6）1%新斯的明涂抹鼻腔，促进黏膜血管扩张。

3. 手术治疗

病变较重，保守治疗效果不好者可行手术治疗。目的是缩小鼻腔，减少鼻腔通气量，减少鼻黏膜水分蒸发，减轻鼻腔干燥和结痂。主要方法如下。

（1）鼻腔黏骨膜下埋藏术。常用的埋藏材料有：人工生物陶瓷、硅胶、自体骨、软骨及组织块或带蒂组织瓣，其他非生物性物质如聚乙烯、丙烯酸酯、塑料制品等。同种异体骨、软骨及组织，经处理除去抗原性后埋藏，虽术后可能逐渐吸收，但临床症状改善较非生物材料好。

（2）前鼻孔闭合术。可分为前鼻孔部分闭合术和完全闭合术。双侧可同期和分期进行，完全性闭合术术后 1 年半后鼻黏膜恢复正常，重新开放前鼻孔。但症状有复发的可能。

（3）鼻腔外侧壁内移加固定术。手术破坏性较大，目前已较少采用。

第五节 干燥性鼻炎

干燥性鼻炎是以鼻黏膜干燥，分泌物减少，但无鼻黏膜和鼻甲萎缩为特征的慢性鼻病。有学者认为干燥性鼻炎是萎缩性鼻炎的早期表现。但多数学者认为二者虽临床表现有相似之处，但是不同的疾病，多数干燥性鼻炎并非终将发展为萎缩性鼻炎。

（一）病因

病因不明，可能与全身状况、外界气候、环境状况等有关。

（1）气候干燥、高温或寒冷，温差大的地区，易发生干燥性鼻炎，如我国北方，特别是西北地区，气候十分干燥，风沙和扬尘频繁，人群发病率很高。

（2）工作及生活环境污染严重，如环境空气中含有较多粉尘，长期持续高温环境下工作，好发本病。大量吸烟也易发病。

（3）全身慢性病患者易患此病：如消化不良、贫血、肾炎、便秘等。

（4）维生素缺乏：如维生素 A 缺乏，黏膜上皮发生退行性病变、腺体分泌减少。维生素 B_2 缺乏可导致上皮细胞新陈代谢障碍，黏膜抵抗力减弱，易诱发本病。

（二）病理

鼻腔前段黏膜干燥变薄，上皮细胞纤毛脱落消失，甚至退化变性，由假复层柱状纤毛上皮变成立方或鳞状上皮。基底膜变厚，含有大量胶质，黏膜固有层内纤维组织增生，并有炎性细胞浸润。腺体及杯形细胞退化萎缩。黏膜表层可有溃疡形成，大小、深度可不一。但鼻腔后部的黏膜以及鼻甲没有萎缩。

（三）临床表现

中青年多见，无明显性别差异。

（1）鼻干燥感：为本病的主要症状。鼻涕少，黏稠不易排出，形成痂块或血痂。少数患者可以出现鼻咽部和咽部干燥感。

（2）鼻出血：由于鼻黏膜干燥，黏膜毛细血管脆裂，极小的损伤也可引起鼻出血，如擤鼻、咳嗽、打喷嚏等。

（3）鼻腔刺痒感：患者常喜揉鼻、挖鼻、擤鼻以去除鼻内的干痂。

（4）检查：鼻黏膜干燥、充血，呈灰白色或暗红色，失去正常的光泽。其上常有干燥、黏稠的分泌物、痂皮或血痂。有时黏膜表面糜烂，出现溃疡，黏膜病变以鼻腔前段最为明显。少数溃疡深，累及软骨，可发生鼻中隔穿孔。

（四）诊断及鉴别诊断

诊断不难，根据症状和鼻腔检查可明确，但需与萎缩性鼻炎、干燥综合征等鉴别。

（1）萎缩性鼻炎以鼻黏膜及鼻甲的萎缩为病变特征，鼻腔宽大，下鼻甲萎缩。晚期鼻内痂块极多，可呈筒状，味臭。嗅觉障碍常见。本病仅为鼻黏膜干燥而无鼻黏膜和鼻甲的萎缩，无嗅觉减退。

（2）干燥综合征除了鼻干外，其他有黏膜的地方也会出现干燥的感觉，如眼干、咽干、阴道分泌物减少。同时伴有腮腺肿大，关节肿痛等症状。免疫学检查可确诊。

（3）出现鼻中隔穿孔时，应除外鼻梅毒。鉴别要点：①鼻梅毒患者有梅毒病史或其他梅毒症状；②梅毒侵及骨质，穿孔部位常在鼻中隔骨部，本病鼻中隔穿孔多在软骨部；③梅毒螺旋体血清试验：包括荧光螺旋体抗体吸收试验（FTA-ABS）、梅毒螺旋体微量血凝试验（MHA-TP）等。试验以梅毒螺旋体表面特异性抗原为抗原，直接测定血清中的抗螺旋体抗体。

（五）治疗

（1）根据病因彻底改善工作、生活环境，加强防护。

（2）适当补充各种维生素，如维生素 A、维生素 B、维生素 C 等。

（3）鼻腔滴用复方薄荷滴鼻剂，液体石蜡、植物油等。

（4）鼻腔涂抹金霉素或红霉素软膏。

（5）每天用生理盐水进行鼻腔冲洗。

（6）桃金娘油 0.3g，2 次/d。稀释黏液，促进分泌刺激黏膜纤毛运动。

第七章　鼻窦炎

第一节　鼻窦炎总论

鼻窦炎是鼻窦黏膜的炎症性疾病，多与鼻炎同时存在，所以也称为鼻-鼻窦炎，发病率 8%～15% 左右，是鼻科临床中最常见的疾病之一。按照鼻窦炎发生的位置分为单鼻窦炎、多鼻窦炎、全鼻窦炎。按照症状体征的发生和持续时间分为急性鼻窦炎、急性复发性鼻窦炎、慢性鼻窦炎。

一、病因

鼻窦炎的病因学非常复杂，传统的观点认为以呼吸道感染、呼吸道变态反应、鼻腔鼻窦解剖学异常为三大主要致病因素，这些致病因素经常交叉在一起。同时气压伤、外伤、胃食管反流、呼吸道纤毛系统疾病、全身免疫学功能低下等也可成为诱因。因此对鼻窦炎病因学的理解应该是一个整体的认识过程。

（一）感染因素

1. 病毒感染

病毒引起的上呼吸道感染（急性鼻炎），在身体抵抗力低下的情况下容易伴随各种细菌的植入而引起鼻窦炎，尤其在儿童中比较多见。

2. 细菌感染

（1）正常鼻窦中可以有某些非致病菌存在，但不致病。因此在鼻窦炎分泌物中培养出的细菌并非都是致病菌。

（2）急性鼻窦炎的主要致病菌为肺炎链球菌和流感嗜血杆菌，占 70% 以上。其他致病菌以卡它莫拉菌、葡萄球菌较多，这四种细菌成为急性鼻窦炎主要的致病菌。

（3）慢性鼻窦炎的致病菌比较复杂，20 世纪 80 年代的观点认为以厌氧菌为主，为厌氧球菌和类杆菌，可占 80% 左右。90 年代以后，特别是在进入 21 世纪以后，这个情况发生了变化，很多研究结果提示需氧菌的培养率逐渐升高，主要有金黄色葡萄球菌、凝固酶阴性葡萄球菌、肺炎链球菌、流感嗜血杆菌、卡他莫拉菌、C 组 β-溶血链球菌等，占 60%～80% 左右，而厌氧菌培养率很少超过 10%，依次是消化链球菌、Prevotella、放线菌、丙酸杆菌属、梭菌属和韦荣球菌属。因此当代的观点认为：针对 90 年代后出现的这种变化，慢性鼻窦炎的细菌学特点已与以往有所不同，需氧菌在慢性鼻窦炎的发病机制中起着主要作用。

国内近期研究表明，急性鼻窦炎主要致病菌为肺炎链球菌和流感嗜血杆菌，慢性鼻窦炎多为两种或多种需氧菌混合感染，主要是革兰氏阳性球菌，菌种以金黄色葡萄球菌、凝固酶阴性葡萄球菌、肠杆菌属、嗜麦芽寡养单胞菌、流感嗜血杆菌和铜绿假单胞菌居多，厌氧菌培养率为仅5.2%。这些结果与国外近代观点比较接近。

鼻窦炎的病理学变化与致病菌的种类、毒力强弱、抗生素耐药性有密切关系，如肺炎链球菌多引起卡他性炎症、不易化脓、不侵及骨壁、较易治疗。而葡萄球菌引起的鼻窦炎多引起慢性化脓性炎症，治疗比较困难。

3．真菌感染

从 20 世纪 80 年代开始，鼻窦真菌感染的发生率显著增高，由于真菌感染不仅仅是一个感染性炎症，同时伴有变应性炎症机制，因此其发病机制更加复杂。鼻窦真菌感染可分成非侵袭性和侵袭性两种，后者不仅可以侵犯鼻窦黏膜实质，还可引起骨质破坏和死亡。80 年代以前，急性侵袭性鼻脑毛霉菌病的死亡率在 90% 以上。由于真菌性鼻窦炎疾病的复杂性和特殊性，列为专题章节描述。

4．邻近器官感染

上列第 2 双尖牙和第 1、2 磨牙与上颌窦底壁毗邻，常因根尖感染或拔牙时损伤导致牙源性上颌窦炎症。慢性腺样体炎及扁桃体炎是呼吸道细菌隐蔽的场所，可波及或诱发鼻窦炎。腺样体肥大可导致鼻黏膜纤毛输送功能下降，也可诱发鼻窦炎的发生。

5．外界感染

鼻窦外伤、骨折、鼻窦黏膜挫裂、黏膜下血肿、窦内异物残留等可造成鼻窦的直接感染。鼻腔填塞物放置过久、鼻石或肿瘤、游泳呛水、胃食管反流、鼻窦气压伤等均可以直接或间接地诱发鼻窦炎症发生。

（二）变态反应与免疫学因素

呼吸道变态反应和免疫性疾病是鼻窦炎的重要致病因素，二者的相关性在成人为 15%～30% 之间，在 12 岁以下的儿童可达到 35%～80%，为此确认变态反应和免疫学因素并给予正确的治疗是鼻窦炎临床诊疗过程中的重要组成部分。

呼吸道变应性和免疫性疾病包括变应性鼻炎（花粉症和常年性变应性鼻炎）、鼻息肉病、变应性真菌性鼻窦炎和支气管哮喘。其中多数与 IgE 介导的 I 型变态反应以及由嗜酸性粒细胞释放的各种细胞因子有关，炎症反应的特点是嗜酸性粒细胞浸润和白介素-5（interleukin-5，IL-5）表达增强，并伴有支气管和鼻功能降低，因此上下呼吸道炎症性疾病常具有相关性。呼吸道变应性和免疫性疾病与鼻窦炎同时存在增加了病情的复杂性和治疗的难度。在治疗学方面二者常可相互影响，例如慢性鼻窦炎的治愈常常可以有效地减轻、甚至根除哮喘的发作，对儿童过敏性鼻-鼻窦炎的控制可以有效减少日后哮喘的发生率。

（三）鼻腔鼻窦解剖异常

鼻腔鼻窦的解剖学变异非常多见，这种变异在超出了一定的解剖学范围并对鼻腔鼻窦的通气和引流造成了影响，就称为解剖学异常。这种解剖学异常通常需要进行手术纠正。

（1）鼻中隔偏曲：高位重度的鼻中隔偏曲压迫中鼻甲，通过三种方式造成中鼻道和窦口鼻道复合体狭窄和引流障碍：①中鼻甲受压向外侧移位；②中鼻甲黏膜水肿和息肉样增生；③对侧因鼻腔宽大，钩突与中鼻甲黏膜发生代偿性增生，导致对侧窦口鼻道复合体也发生阻塞，引发鼻窦炎。因此严重鼻中隔偏曲的结果是双侧都发生鼻窦炎。

（2）中鼻甲：泡状中鼻甲或中鼻甲反向弯曲导致中鼻道狭窄。重者还可影响额隐窝引流。

（3）下鼻甲：下鼻甲骨质高拱或附着部过度上移导致上颌窦口上移或狭窄。

（4）钩突：任何一端的肥大都可引起相应区域鼻窦的引流障碍，尾端肥大或外移影响上颌窦引流，前端肥大影响筛窦和额窦引流，上端肥大影响额窦引流。

（5）额隐窝：由于筛气房、额气房、鼻丘气房、钩突顶端的发育异常导致筛漏斗狭窄。

（四）其他因素

（1）纤毛系统功能异常：①药物性鼻炎，在临床上最常见的纤毛系统损伤是由于长期使用奈唑啉或麻黄素类鼻腔减充血剂（尤其在儿童时期使用）导致的药物性鼻炎，这种鼻窦炎的治疗相当困难。②先天性纤毛不动综合征。

（2）长期置留胃管：需要经鼻插胃管进行长期鼻饲，可引起鼻腔、鼻窦感染。

（3）胃食管反流：多发生在婴幼儿。

（4）放射性损伤：对头颈部恶性肿瘤做放射性治疗可损伤鼻窦黏膜，导致窦内积脓。

二、症状和体征

鼻窦炎的症状轻重不一，表现多样，有时与其他疾病的症状混同，应注意鉴别。

（一）全身症状

（1）急性鼻窦炎者多伴有烦躁不安、畏寒、发热、头痛、精神萎靡及嗜睡等症状，在儿童较为多见。

（2）慢性鼻窦炎者的伴随症状多不明显或较轻，可有头昏、易倦、精神抑郁、记忆力减退、注意力不集中等现象。

（二）局部症状

（1）鼻塞：鼻窦炎常见症状之一，急性鼻窦炎者多表现明显，主要因为黏膜急性充血、肿胀，分泌物积蓄于鼻腔而引起。慢性鼻窦炎者亦常见鼻阻塞，多因为黏膜肿胀，鼻甲肿大，鼻内分泌物过多和或伴有息肉形成阻塞通气所致，擤除分泌物后可暂时缓解症状。

（2）流脓涕：流涕多是鼻窦炎的一个主要症状，来自前组鼻窦的分泌物多可从前鼻孔擤出；后组鼻窦产生的分泌物多向后流，从后鼻孔流入鼻咽部，诉"涕倒流"或"痰多"。鼻分泌物的量及性质多视病变轻重而定，急性鼻窦炎时分泌物较多，呈黏、脓性；慢性鼻窦炎时分泌物较黏稠，色黄或灰白色，可呈团块状，亦常有腥臭味。牙源性上颌窦炎时，脓涕多带腐臭味。

（3）嗅觉障碍：常表现为嗅觉减退或嗅觉缺失，多为暂时性，如嗅区黏膜长期炎性变，可导致退行性变，造成永久性失嗅。嗅觉障碍的主要原因是嗅区黏膜炎性变，或形成息肉，或脓性分泌物积蓄于嗅裂等。

（4）局部痛及头痛：鼻窦炎患者常或多或少地感到局部沉重、痛感，多在低头、咳嗽、用力等使头部静脉压增高时，或情绪激动时症状加重。

头痛也是鼻窦炎的常见症状之一。慢性鼻窦炎者头痛多不明显，仅有局部钝痛及闷胀感，疼痛时间及部位多较固定；急性鼻窦炎或慢性鼻窦炎急性发作引起的头痛较为明显。

急性鼻窦炎的疼痛特点：①急性上颌窦炎时疼痛多位于上颌窦前壁——尖牙窝处，且可反射至额部，及牙槽处疼痛；疼痛具有规律性，多晨起时不明显，后逐渐加重，至午后最明显。②急性额窦炎多表现为前额部疼痛，具有明显的周期性，即晨起后明显，渐加重，中午最明显，午后渐减轻，夜间可完全缓解。③急性筛窦炎时可觉内眦或鼻根处疼痛，程度较轻，晨起明显，午后减轻。④急性蝶窦炎时疼痛定位较深，多不准，多是眼球后或枕后钝痛，但有时可引起广泛的反射性痛，如牵扯三叉神经，常可引起恶心症状。疼痛也多为晨起轻，午后重。

慢性鼻窦炎头痛常有下列特点：①多有时间性或固定部位，多为白天重、夜间轻，且常为一侧，如为双侧者必有一侧较重；前组鼻窦炎者多在前额部痛，后组鼻窦炎者多在枕部痛。②休息、滴鼻药、蒸气吸入或引流改善、鼻腔通气后头痛减轻。咳嗽、低头位或用力时因头部静脉压升高而使头痛加重。吸烟、饮酒和情绪激动时头痛亦加重。

（5）视觉障碍：慢性鼻窦炎引起的眶内并发症，病变多存在于筛窦或蝶窦，炎症累及眶内、眶尖及管段视神经时症状较明显。主要表现为视力减退或失明（球后视神经炎所致），也有表现其他视功能障碍如眼球移位、复视和眶尖综合征等。孤立性蝶窦炎、特别是蝶窦真菌感染导致视力损伤的机会最多。

（三）体征

常规使用前鼻镜和鼻内镜检查，可见到以下病变。

（1）鼻甲肿胀：鼻黏膜充血、肿胀或肥厚，钩突肥大、泡状中甲、中鼻甲反向弯曲、鼻中隔高位重度弯曲压迫中鼻甲导致中鼻甲水肿或息肉样变，中鼻道狭窄或完全阻塞。

（2）鼻道脓性引流：脓性分泌物积聚于鼻道内，色黄或灰白色，黏性、脓性或黏脓性，量不定。前组鼻窦炎者脓液位于中鼻道，额窦炎者脓液多自中鼻道前段下流，后组鼻窦炎者脓液位于嗅裂，或下流积蓄于鼻腔后段或流入鼻咽部。怀疑鼻窦炎但检查未见鼻道有脓液者，可用 1%麻黄素收缩鼻黏膜并做体位引流后，重复上述检查，可助诊断。

（3）急性鼻窦炎可有局部压痛和叩痛，受累鼻窦窦壁处明显。

三、诊断

诊断鼻窦炎主要采取了解和分析病史、局部常规检查和鼻内镜检查、影像学检查三种主要方式。临床上可根据起病缓急、病程时间、病情特征和发病的频率来区分急、慢性鼻窦炎。鼻内镜检查和鼻窦 CT 扫描可帮助了解解剖学结构异常、病变累积的位置和范围。细菌培养或免疫学检查可进一步确定鼻窦炎的主要致病因素和特征。

1. 典型症状

首先应详细询问病史，典型症状为鼻塞、流脓涕及头痛或局部痛，可伴有一定程度的嗅觉障碍，通过病史介绍，了解如鼻塞性质，脓涕多少、颜色如何、有无异味，头痛部位、疼痛时间等，再辅以相应的鼻腔及影像学检查即可诊断鼻窦炎。

2. 鼻腔检查

（1）鼻镜常规检查：鼻镜检查包括前、后鼻孔镜检查。

（2）体位引流：如怀疑鼻窦炎，而鼻镜检查又未发现中鼻道中有脓性分泌物时，可采取此法。用1%～2%麻黄素生理盐水棉片置于鼻腔，收缩中、下鼻甲，促使窦口开放。怀疑上颌窦积脓时，侧卧头低位，患侧向上；如怀疑为额窦或筛窦积脓时，取坐位，取出棉片后，行鼻镜检查，观察鼻道内是否有脓液，以便判断炎症所累及的窦腔。

（3）鼻内镜检查：鼻内镜检查已经逐渐成为鼻科临床常规检查方法，全方位视野、良好的照明、准确的体征判定为临床诊断提供了可靠的检查方法。首先用 1%麻黄素和 1%～2%地卡因棉片收缩和麻醉鼻腔黏膜，可选用不同角度的内镜观察鼻腔解剖结构是否有变异、中鼻甲是否受压、息肉的来源和范围、窦口鼻道复合体引流状态、各鼻窦自然开口有无阻塞或异常引流、窦内是否有积脓、鼻腔有无新生物等。可以比较直观地观察到脓性引流的来源、窦口黏膜形态等。

3. 影像学检查

（1）X 线平片：可见窦腔形态变化及窦内黏膜不同程度的增厚、窦腔密度增高，或息肉影，如窦内积聚脓性分泌物，则可见液平。

（2）CT 检查：是诊断鼻窦炎最直接和准确的方法，可以显示病变鼻窦的位置、范围、解剖学致病因素、鼻腔鼻窦黏膜病变程度，还可根据某些 CT 特征对鼻窦炎性质进行确定，例如在密度增高的窦腔内出现钙化斑就是真菌性鼻窦炎的特征。

（3）MRI 检查：虽能准确地观察鼻窦内软组织占位性病变的范围、程度及与周围肌肉、血管等组织的解剖关系，但不能准确显示解剖学骨性标志和变异，因此在鼻窦炎诊断和指导手术治疗中的应用价值不大，临床中很少采用。

另外，鼻窦 A 超检查也可作为鼻窦炎诊断的一种辅助检查。

4. 鼻窦炎的分类

按照病程可将鼻窦炎分为三种类型。

（1）急性鼻窦炎：病程 8 周以内，全身症状明显。

（2）急性复发性鼻窦炎：病程 8 周以内，每年 3 次以上急性发作。

（3）慢性鼻窦炎：成人病程持续 8 周以上，儿童病程持续 12 周以上。

四、治疗

（一）治疗原则

（1）控制感染和变态反应因素导致的鼻腔鼻窦黏膜炎症。

（2）改善鼻腔鼻窦的通气、引流。

（3）病变轻者、非慢性鼻窦炎者及不伴有解剖畸形者，采用药物治疗（包括全身和局部药物治疗）即可取得较好疗效；否则应采取综合治疗的手段，包括内科和外科措施。

（二）治疗方案

1. 全身用药

（1）抗生素：对于感染性病因，或合并有感染因素的鼻窦炎，应使用足量、时间充分的抗生素。选用抗生素，最好的原则是依据鼻内分泌物细菌培养和药敏试验结果而定，而在未得到确切的检验依据前，可选用针对化脓性球菌（肺炎链球菌、溶血性链球菌等）和杆菌（流感嗜血杆菌等）有效的抗生素，如头孢类、抗耐药的青霉素或喹诺酮类药物，也可适当加用抗厌氧菌类药物。最终根据鼻腔分泌物量、色泽来确定疗程。急性鼻窦炎的抗生素疗程不少于 2 周，慢性鼻窦炎 3～4 周。一般认为在脓性分泌物消退后再用药一周比较恰当。

（2）糖皮质激素：此类药物不作为常规用药，可以辅助控制鼻腔鼻窦黏膜炎症，其主要作用是抗炎、抗水肿。值得注意的是，根据病情的转归，应及时调整激素类药物的用量，如必须使用也应限制在 7 天以内，以防止并发症出现。

（3）黏液稀释及改善黏膜纤毛活性药：常规的辅助用药，可以稀释脓性分泌物，同时恢复黏膜纤毛的活性，有利于分泌物的排出和鼻腔黏膜环境的改善。

（4）抗组胺类药物：对于合并变应性因素者可适当加用抗组胺类药，以减轻鼻腔黏膜的水肿程度。

2．局部用药

（1）减充血剂的应用：长期使用鼻腔减充血剂会对黏膜纤毛系统的形态与功能造成破坏，尤其是盐酸萘唑啉、麻黄碱类药物。因此应根据不同的病情酌情使用，应选择低浓度、副作用少的减充血剂，如盐酸羟甲唑啉。急性鼻窦炎可以短期使用，缓解黏膜肿胀造成的鼻塞和窦口阻塞，改善引流。慢性鼻窦炎时，鼻腔鼻窦黏膜及黏膜下组织以组织间质水肿、增生为主，而非单纯血管扩张所致，减充血剂作用不大，除伴有急性感染发作、鼻塞症状非常明显的情况下，一般很少使用。慢性鼻窦炎手术治疗后，由于鼻腔、鼻窦引流通气问题已经解决，所以不再使用减充血剂。

（2）局部糖皮质激素：局部糖皮质激素具有强大的抗炎、抗水肿效应，无论病因是感染性的还是变态反应性的，病变及范围的轻重，局部糖皮质激素都可作为主要用药；常规应用糖皮质激素喷雾治疗，来控制鼻-鼻窦黏膜的炎症及水肿，最终达到改善鼻腔通气和引流的目的。局部激素与抗生素联合使用可缩短病程和延长再发时间。使用时间为：急性鼻窦炎 1 个月以上，慢性鼻窦炎 3 个月以上，慢性鼻窦炎鼻息肉手术后：6～12 个月以上。

（3）生理盐水冲洗：是当代非常流行的治疗和鼻腔保健护理方法。有两种冲洗方法：①用 35～40℃无菌温生理盐水经特制的器皿，直接进行鼻腔冲洗，可以达到清洁鼻腔，改善黏膜环境的目的；使用 2.8%高渗盐水盥洗鼻腔可减轻黏膜水肿。②用特制的导管伸入窦口冲洗，适用于上颌窦、额窦及蝶窦的一般炎症，冲洗时使导管经窦口进入窦腔，用微温的无菌生理盐水冲洗，以清除窦内积脓。但此种方法操作较难、盲目，而且容易损伤窦口黏膜，故现在已很少采用。

3．局部治疗

（1）上颌窦穿刺冲洗：在急性上颌窦炎无并发症、全身症状消退、局部炎症基本控制且化脓性病变已局限化时，可行上颌窦穿刺冲洗法。根据症状确定冲洗次数，一般每周 1～2 次，冲洗至再无脓液冲出；每次用温无菌生理盐水冲洗完后，可向窦内适当注入抗生素，或抗厌氧菌类药，达到局部消炎的效果。

（2）额窦环钻引流：适用于急性额窦炎保守治疗无效者及慢性额窦炎急性发作者，多为避免发生额窦骨髓炎和颅内并发症。方法：剔眉后，在局麻下于眉根处做横切口（1cm），切开皮肤及骨膜，分离骨膜后暴露骨质，用电钻在眶上壁的内角钻孔，经此孔吸净脓液并冲洗，然后留置引流管固定。待炎症消退后，即可拔管。

（3）鼻窦置换治疗：目的是促进鼻窦引流，并将药物通过负压置换入窦腔内，起到排脓抗炎的作用。可用于慢性额窦炎、筛窦炎和全鼻窦炎者，儿童慢性鼻窦炎者尤为适用，鼻窦急性炎症者或慢性鼻窦炎急性发作时，或单一鼻窦炎者，应禁用此法，主要是为防止炎症扩散到正常鼻窦，而且病窦黏膜充血，易诱发菌血症。

（4）鼻内镜下吸引：在鼻内镜的直视下，能更清楚地观察到脓性分泌物的来源、色泽及黏稠度等，用吸管吸除鼻道内的分泌物，观察窦口是否有阻塞、黏膜是否水肿及窦内黏膜的病变程度。

4．外科手术

当急性鼻窦炎出现并发症或演变成为慢性鼻窦炎、且药物治疗无效的时候，就是手术治疗的时机。手术以解除鼻腔鼻窦解剖学异常造成的机械性阻塞、结构重建、通畅鼻窦的通气和引流、黏膜保留为主要原则。

（1）纠正鼻腔鼻窦解剖学异常，所有影响窦口鼻道复合体引流的解剖学异常都应纠正，如重度的高位鼻中隔偏曲，泡状中鼻甲，中鼻甲反向弯曲，筛漏斗区域的畸形等。

（2）清除影响通气与引流的新生物，如鼻息肉、内翻性乳头状瘤等。

（3）修正炎症性组织增生，如钩突、筛泡、中鼻甲的息肉样变。对于以上这些机械阻塞，外科手段是最有效的方法。

（4）开放鼻窦。鼻窦开放术大致分为两种术式。

传统的鼻窦手术：包括经典的柯陆氏手术（上颌窦根治术）、鼻内筛窦切除术、经上颌窦的筛窦手术、额窦环钻术等都是以往比较常用的手术，最早的已有 120 年历史。这类手术普遍存在视野狭窄、照明不清、一定程度的盲目操作以及病变切除不彻底、创伤较大或面部留有瘢痕等缺点。用现代的观点来看，这一类手术治疗慢性鼻窦炎已经成为历史。

鼻内镜鼻窦手术：也称为功能性鼻内镜鼻窦手术（functional endoscopic sinus surgery，FESS），在鼻内镜和电视监视下，纠正鼻腔解剖学异常、清除不可逆的病变，尽可能保留鼻-鼻窦的黏膜，重建鼻腔鼻窦通气引流（尤其是窦口鼻道复合体区域的通畅与引流），为鼻腔鼻窦黏膜炎症的良性转归创造生理性局部环境，最终达到鼻-鼻窦黏膜形态与自身功能的恢复。FESS 手术创伤小，视角开阔、术野清晰、操作精确。这种手术已经成为当代慢性鼻窦炎外科治疗的主体手术方式。

（5）激光、射频和微波等物理学方法的适用范围有限，仅适合少部分中鼻甲、下鼻甲肥大的病例，建议使用时在鼻内镜下进行操作，不可大面积应用，以免过度损伤黏膜功能。

第二节　儿童鼻窦炎

儿童鼻窦炎是一种多发病和常见病。因婴幼儿对局部感染常表现为明显的全身反应或呼吸道及消化道症状，而常去儿科就诊，以致被忽视。从病因、病理、症状，诊断及治疗各方面来说，由于年龄的不同，解剖和生理的不同，小儿鼻窦炎与成人鼻窦炎既有共性，又具其特殊性。

各组鼻窦的发病率与其发育先后不同有关。出生后不久即可患急性筛窦炎，婴儿期即可患上颌窦炎。7～10 岁以后可发生额窦炎和蝶窦炎。从鼻窦发生学角度，12 岁时，筛泡及蝶窦发育完成，上颌窦底达鼻底水平，额窦仍在气化，网状骨与板状骨合并存在。故 9 岁以下尽量不做鼻窦手术，或手术严格限制在窦口鼻道复合体区，以免影响儿童面颌、齿槽及鼻窦的发育。

（一）病因

（1）鼻窦窦口相对较大，感染易侵入鼻窦。细菌学研究表明儿童急性鼻窦炎中常见致病菌为金黄色葡萄球菌、肺炎链球菌及流感嗜血杆菌，厌氧菌感染亦不少见；其次为卡他莫拉菌等。而慢性鼻窦炎患儿多见厌氧菌感染。

（2）由于儿童鼻腔和鼻道狭窄，鼻窦发育不全，血管和淋巴管较丰富，一旦感染，各鼻窦相互受累，黏膜肿胀，分泌物增多，更易引起鼻窦自然开口的阻塞，影响鼻腔的通气和引流。小儿以上颌窦发病率最高，筛窦因呈蜂窝状，引流不良，故发病率亦较高。

（3）身体抵抗力，免疫力和对外界的适应能力均较差。尤其是在营养不良，体质衰弱或居住环境差的条件下，儿童鼻窦炎常继发于感冒，上呼吸道感染和急性传染病（如麻疹、百日咳、猩红热和流行性感冒、肺炎、白喉等）。

（4）扁桃体和腺样体肥大，易引起鼻腔阻塞，并常伴有感染，妨碍鼻腔和鼻窦黏膜纤毛和黏液毯的正常活动。

（5）呼吸道变态反应在儿童鼻窦炎发生中的作用比成人更为明显。变态反应常引起鼻腔和鼻窦黏膜水肿，妨碍引流；而感染又可增加变应原对身体的致敏作用。可以说，感染与变态反应之间互为因果，形成恶性循环。

（6）胃食管反流（GERD）因素是近年来发现的儿童慢性鼻窦炎的重要原因之一。因为患病儿童常将反流物呛至鼻咽腔，引起鼻窦炎。国外研究表明，抗反流治疗总体症状改善率可达 68%。

（7）儿童跳水、游泳，特别是在不洁水中进行；不易发现的鼻腔异物等，均极易引发鼻窦炎。

（8）其他先天性异常如腭裂、后鼻孔闭锁、先天性丙种球蛋白缺少症、纤维囊性病，不动纤毛综合征和 Kartagener 综合征（支气管扩张，慢性鼻窦炎和内脏反位）等均常伴发鼻窦炎。

（二）病理

在急性期的早期，一般仅累及黏膜层；出现黏膜充血、肿胀、血管周围有白细胞浸润、基底膜变厚、黏液腺分泌增多等病变。在此时期，若能及时给以解除充血和消肿的治疗，鼻窦炎可很快恢复。如有化脓性感染，黏膜充血加重，淋巴细胞和多核白细胞浸润增多，部分黏膜上皮将遭到破坏。

慢性者窦内黏膜可表现为水肿型、滤泡型或肥厚型病变，较大的儿童也可以出现类似成人的纤维型病变。

（三）临床表现

由于年龄，解剖和病变程度的不同，患儿症状差别很大。年龄愈小，则全身症状愈益明显，且变化较多。

1. 急性鼻窦炎

早期与急性鼻炎或感冒相似，3～4天后鼻涕变黏性或鼻塞加重，脓涕增多。可有发热、失水、拒食，呼吸急促、精神萎靡或烦躁不安甚至抽搐等。常伴有咽痛、咳嗽、急性中耳炎，鼻出血或关节疼痛。较大儿童可能诉头痛或一侧面颊疼痛。此外，儿童如将脓性鼻涕咽下，可引起食欲不振，恶心呕吐和腹泻等胃肠症状。儿童眶内并发病者，较成人多见。急性期全身症状往往较突出，局部症状易被忽视而耽误诊断。

2. 慢性鼻窦炎

（1）局部症状：经常性或间歇性的鼻塞，流黏液性或黏脓性鼻涕及鼻出血等。有时鼻涕多倒咽部。头痛及嗅觉障碍较少见。若并发邻近器官的感染，可出现声嘶、耳痛、听力下降、咳嗽、咽痛等。

（2）全身及继发性症状：如精神不振、胃纳差、体重下降、记忆力差等，少数病例可发生继发性贫血、发育障碍、风湿病、关节痛、哮喘、胃肠或肾脏疾病等。有些患儿由于长期鼻塞和经口呼吸，导致面部发育变形，如唇厚短上翻、硬腭上拱显著、牙列不齐等。严重者也可影响患儿身体和智力的发育。有的学者认为，有的儿童，虽然鼻窦炎局部症状较轻，但仍可能是慢性支气管炎或哮喘发作的病灶。

（四）诊断

儿童鼻窦炎的诊断，主要依据病史分析和细致的检查。尤其是 5 岁以下小儿不会主诉，详细询问家属尤为重要，除了鼻窦炎的常有症状，如鼻塞、流涕、发热、头痛外，还要知道是否常有感冒、家庭变态反应史、哮喘、过敏性皮炎等。同时要注意了解伴发症状。

1. 临床检查

鼻前庭可能有垢痂，前鼻孔周围皮肤常潮红及皲裂；鼻镜检查常见鼻腔内常有大量黏稠分泌物；儿童下鼻甲一般较肿大，收缩后，可见鼻黏膜呈急性或慢性充血，肿胀，中鼻道或嗅裂可见脓性分泌物。急性上颌窦炎眶下皮肤红肿，急性筛窦炎眶内角红肿，可有压痛。口咽部咽侧淋巴索和咽后淋巴滤泡常常增生，扁桃体增大，有时可见脓性鼻涕从鼻咽部流下，称为后鼻滴涕或后鼻滴漏。

2. 影像学检查

鼻窦X线检查可供参考，需注意的是 5 岁以下的幼儿鼻窦黏膜较厚，上颌骨内尚有牙胞，所以幼儿 X 线片显示浑浊，并不一定患有鼻窦炎。CT 扫描则具有诊断意义，儿童鼻窦炎的 CT 特征为：①范围广，由于儿童鼻-鼻窦黏膜的炎症反应重，一旦发生鼻窦炎，多数显示为全鼻窦密度增高。②变化快，经过恰当的药物治疗后 CT 显示的密度增高可在 1~2 周内转为正常透光。因此如果对慢性鼻窦炎的儿童准备采用手术治疗的时候，必须首先进行规范的药物治疗，手术前应再次 CT 扫描。

3. 其他检查

对较大患儿可行鼻内镜检查或 A 型超声波（加用双向 B 超）扫描。

对儿童鼻窦炎的分类一直存在争议，目前倾向于对 12 岁以下的患儿根据病程进行分类。

（1）急性鼻窦炎：每次发病 4 周以内，全身症状较重，30 天内症状全部消失。

（2）亚急性鼻窦炎：4~8 周以内，全身症状较轻，在此期内症状完全消失。

（3）复发性急性鼻窦炎：症状持续 8 周以内，每年发病 3 次以上。

（4）慢性鼻窦炎：全身症状较轻，局部症状持续 12 周以上。

（五）治疗

儿童慢性鼻窦炎的治疗与成人有一些差别，主要在于儿童同时伴有的全身性相关疾病较多，例如全身免疫状况较差、呼吸道变态反应、哮喘、腺样体肥大、胃食管反流等因素都应考虑在内。因此在治疗中应注意以下几个方面：①使用恰当的抗生素尽快控制感染。同时配合使用局部糖皮质激素可缩短病程、并延长再次发病时间。②急性期可适当使用低浓度鼻腔减充血剂改善鼻腔通气和鼻窦引流，但不能超过 7 天。③对相关疾病予以治疗，尽量采取药物治疗和保守疗法，不宜轻易采取手术。

1. 急性鼻窦炎

全身应用抗生素、抗变态反应药物：最常用的是青霉素类和头孢菌素类。不主张联合应用抗生素。鼻局部应用糖皮质激素，必要时应用低浓度鼻减充血剂（盐酸羟甲唑啉、0.5%以下麻黄素，用不宜超过 7 天），以利鼻腔和鼻窦通气引流。怀疑有上颌窦积脓者，年龄较大儿童可施行上颌窦穿刺冲洗术。在全身症状消退期，置换法也有一定的疗效。此外，鼻蒸气吸入，中医中药及针对并发症的治疗，对缩短病程有重要意义。

2．慢性鼻窦炎

必须根据不同情况采用阶梯性治疗方案。

第一阶段：系统药物治疗（1～3个月）。包括：抗生素：推荐应用阿莫西林＋克拉维酸、头孢克洛、头孢呋辛、头孢曲松、大环内酯类。局部糖皮质液喷鼻，黏液促排剂。抗胃食管反流：轻症联合应用雷尼替丁和普瑞博思；重症应用奥美拉唑和普瑞博思；鼻腔冲洗，局部药物的雾化吸入；及中医中药治疗。对变态反应性病因的患儿可酌情全身使用糖皮质激素。

第二阶段：辅助外科干预。许多研究报道认为，对10岁以下反复发作的儿童慢性鼻窦炎患儿实行腺样体切除术，可避免50％～89％的鼻内镜鼻窦手术。此外，进行不开放鼻窦的鼻息肉切除手术是本阶段常用的术式。目的是切除阻塞和妨碍引流的病变。对不影响通气和引流的鼻息肉采用局部糖皮质激素治疗，可使息肉缩小或消失。

第三阶段：手术治疗。即行功能性鼻内镜鼻窦手术。适应证：①充分的药物治疗，效果不佳，症状持续存在；②多发鼻息肉造成广泛的鼻腔、鼻窦通气引流受阻；③严重的鼻腔，鼻窦解剖异常；④同时伴有哮喘，高耐药菌群。手术方式：①小范围、精细、微创是手术原则；②手术范围局限于窦口鼻道复合体（OMC）区域，很少广泛开放鼻窦；③术后放置中鼻道支撑物。

第三节　婴幼儿上颌骨骨髓炎

婴幼儿上颌骨骨髓炎多发生在3个月以内的婴儿，尤以新生儿多见。起病急，病情重，发展快且并发症多。在抗生素问世以前，婴幼儿上颌骨骨髓炎的死亡率在25％以上，现在因对其认识的提高及新型强力抗生素的不断问世，预后已大为改观。

（一）病因

尚未完全明确，有以下可能。

（1）血行性感染：婴幼儿的上颌骨中髓质多而疏松，血管丰富，感染易于扩散。常见的感染灶可来自母体的产道、乳头或助产人员，病原菌经新生儿颌面破损处侵入上颌骨引起感染。也由于婴幼儿的脐带感染或其他部位的感染的血行传播。

（2）局部感染直接扩散：奶瓶等不慎损伤婴儿口腔黏膜或牙胚而致局部感染并扩散到婴儿上颌骨；鼻腔的急性炎症经鼻腔或鼻窦腔黏膜发展至骨膜再扩散到上颌骨。

（3）致病菌：多为金黄色葡萄球菌。

（二）病理

表现为急性炎症反应和局部血栓性静脉炎，随着骨组织缺血和细菌栓子进入骨髓，最终导致骨组织化脓和坏死。

（三）临床表现

起病急，发展快。

（1）全身症状：突发高热（39～40℃），伴寒战、烦躁不安（哭闹不止），进而可出现抽搐或嗜睡、昏迷等全身中毒症状。部分患儿可伴有消化不良或腹泻。

（2）局部症状：24 小时内，患侧内眦内下方和鼻旁皮肤软组织红肿，波及眼睑和面颊，结膜水肿，眼裂缩小，可有眼球突出、移位、眼肌麻痹等，但眼底为正常。继之在一侧硬腭或牙槽处发生红肿。若不及时诊治，则进而形成脓肿，脓肿破裂形成瘘管。患儿鼻塞，患侧流脓性鼻涕或血涕，婴儿不会张口呼吸，而易出现呼吸困难。多数病例在引流排脓后，症状缓解，体温逐渐降至正常，瘘管可自行愈合。如继续发展，上颌骨将有死骨形成，牙胚也可随之坏死脱落，终于形成持续性瘘管或口、腭变形，并且极易反复急性发作。

（四）诊断

主要依据患儿年龄、病史和临床表现进行诊断。X 线拍片在早期变化不明显，本病后期 X 线拍片及 CT 扫描均可显示上颌骨骨质疏松、破坏或死骨形成。从瘘管探查，若触得死骨，则可确诊。

（五）鉴别诊断

本病需与继发于鼻窦炎的眶内蜂窝织炎鉴别。后者多见于 6 个月以上的小儿，病变局限于面颊上部眼眶内，无牙槽及硬腭部肿胀。此外，亦应与急性泪囊炎、单纯面部蜂窝织炎及面部丹毒等相鉴别。

（六）并发症

以脓毒败血症最多见，其次可能并发支气管炎、眶内感染、鼻内感染。少数可能并发脑膜炎、脑脓肿、海绵窦脓性血栓、肺脓肿和中毒性肝炎等。愈后可能后遗颜面畸形及缺牙。

（七）治疗

对早期病变应积极控制，防止感染向周围及远端扩散，预防败血症和中毒性休克的发生。

1. 全身治疗

（1）适当、足量抗生素治疗：本病绝大多数由金黄色葡萄球菌引起，在未获得细菌药物敏感试验结果前，应首选青霉素类或头孢类抗生素，静脉滴注效果较好，临床症状消退后，仍应酌情继续用药 7～10 天，以免复发。在治疗过程中应反复做药物敏感测定，以供选药参考。

（2）对病情严重者给予输液，注意维持水及电解质平衡，必要时可多次小量输血或血浆或注射丙种球蛋白。

2. 局部治疗

（1）早期可用热敷或理疗。如脓肿形成，应即时切开引流，尽可能在口腔内进行，位于牙龈、硬腭者于肿胀最突出处切开引流，对颜面部脓肿为避免瘢痕影响美容，以小切口切开引流为佳。因引流不畅，骨质坏死，更易致面部畸形或并发败血症。对脓腔禁止搔刮，以免损伤骨质及牙蕾。创口逐日扩大至无脓为止。对并发眶内脓肿者，可在内眦部紧贴眶内下壁骨质穿刺排脓。

（2）已形成瘘管的慢性病例，常有死骨形成，应在炎症控制后，再从口腔内进行手术，取出死骨，否则创口将长期不愈，并反复急性发作。

（3）及时吸出鼻分泌物，改善鼻腔通气引流，以利呼吸、吮乳。

（4）遗留牙列不齐或颌面部畸形者，待日后整形矫治。

第八章　牙龈病

牙龈病是口腔疾病中的常见病和多发病，主要包括牙龈炎和牙龈增生。除了发生于牙龈的肿瘤和瘤样病变外，大多数牙龈病均为菌斑相关性疾病。即牙龈组织受微生物感染所致的感染性疾病。

牙龈炎是指发生于游离龈、附着龈和龈乳头而不侵犯深部其他牙周组织的一组疾病。由于牙龈组织是牙周组织的一部分，许多引起牙龈炎的因素也可进一步参与破坏深层牙周组织而形成牙周炎。牙龈又是口腔黏膜的一部分，有些皮肤黏膜病常表现于此。此外，许多全身性因素或疾病也可累及牙龈组织，如药物性牙龈增生。有些肿瘤和瘤样病损也好发于牙龈。

第一节　牙龈急性感染

一、急性疱疹性龈口炎

（一）病因

急性疱疹性龈口炎是Ⅰ型单纯疱疹病毒（herpes simplex virus typeⅠ，HSV-Ⅰ）所致，原发感染多见于6岁以下儿童，尤其是6个月至2岁的婴幼儿，偶见于成人。6个月前由于新生儿体内有来自母体的抗单纯疱疹病毒的抗体，因此很少发病。大多数患者无全身症状，仅有少数（10%）出现临床症状。原发感染后，病毒经感觉或运动神经上升至神经节，并长期潜伏下来。由于HSV在人体中不产生永久免疫力，故有世界人口1/3的人，在机体抗病力减退时，如日晒、创伤、发热性传染病、胃肠功能紊乱、月经、妊娠、病灶感染、过度疲劳、情绪改变等，体内潜伏的HSV即被激发而出现继发性表现，如复发性唇疱疹、生殖器疱疹、眼疱疹和疱疹性脑炎。

研究证明，复发性单纯疱疹患者可有细胞免疫缺陷。HSV-Ⅰ型可能与口腔黏膜癌前损害的发生发展有关。

（二）病理

上皮内形成疱，疱是由于上皮细胞发生气球变性和网状液化所引起。气球变性的上皮细胞显著肿胀，呈圆形，胞核为一个或多个，或无细胞核。因气球状细胞失去了细胞间桥，所以彼此分离形成水疱。气球状细胞的胞核内偶见嗜伊红病毒包涵体，这种细胞多在水疱的底部。网状液化是上皮细胞内水肿，细胞壁破裂，形成多房性水疱。上皮下结缔组织中有水肿、血管扩张充血和炎性细胞浸润。

（三）临床表现

（1）口腔表现：牙龈及相邻的口腔黏膜弥散性的充血发红、发亮，伴有不同程度的水肿和牙龈出血。在疾病的早期阶段，黏膜上出现各自独立的透明小水疱。水疱直径2～3mm，呈圆或椭圆形，周围绕以窄的红晕，可发生于牙龈、唇、颊、舌、舌下、咽部及软腭等黏膜。24小时之后，水疱破裂，形成浅表的疼痛性小溃疡。溃疡红肿、高起，周围绕以红晕，中央凹下呈黄色或灰白色。

这些病变可在口内散在分布，或互相融合成簇状。

偶尔急性疱疹性龈炎无明显的疱疹，牙龈以弥散的红斑、红肿、肥大且易出血为临床特征。

整个病程 7～10 天。早期出现的牙龈红肿可在溃疡愈合后持续数日。溃疡愈合后不留瘢痕。

（2）口腔外和全身症状：单纯疱疹感染人体后，潜伏期 10 日左右，患儿可有躁动不安、发热寒战、头痛咽痛、淋巴结肿大、啼哭拒食等前驱症状，2～3 日后，口腔出现病损。部分患者在口周皮肤、鼻翼、颏下等处出现水疱，疱破溃后形成痂壳。少数情况原发感染可能在体内广泛播散，以致引起脑炎、脑膜炎等并发症。

原发性单纯疱疹愈合后，30%～50%的患者可复发，多见于成年人。其发病多在上呼吸道感染、过度疲劳等情况下发生，全身反应较轻。病损可发生于硬腭、软腭、牙龈等部位，但以唇部多见，故又称复发性唇疱疹。损害以起疱开始，常为多个成簇的疱，单个的疱较少见。损害复发总是在原先发作过的位置或邻近原先发作过的位置，局部感觉刺痛、灼热、肿胀、发痒等，继之出现水疱，水疱可相互触合，后破裂、结痂。继发感染可出现脓疱。痂皮脱落后不留瘢痕，可有暂时性色素沉着。

（四）诊断

近期急性感染是急性疱疹性龈口炎患者的常见病史特征。如患者好发于肺炎、脑炎、流行性感冒、伤寒等疾病之后，或与之伴发。患者在紧张、焦虑、劳累过度或月经期也易发生此病。患者与口腔或唇部疱疹病毒感染者的接触史，也有助于诊断。急性疱疹性龈口炎也可是传染性单核细胞增多症的早期表现。

根据病史和临床表现可做出诊断。刮取早期水疱的基底物涂片，可见细胞呈毛玻璃样核、多核合胞体及核内包涵体。病毒分离培养对诊断有重要意义。可用荧光素标记或酶标记的单克隆抗体进行染色，检查细胞内的特异性疱疹病毒抗原。用多聚酶链反应（PCR）技术检测标本中的疱疹病毒DNA，方法快速、敏感而特异。

（五）鉴别诊断

（1）口炎型口疮：成人多见，溃疡反复发作，全身反应轻。病损是散在分布的小溃疡，不丛集成簇，无发疱期，不发生于角化程度较明显的硬腭与附着龈。

（2）手-足-口病：为主要感染柯萨基病毒 A16 所引起的皮肤黏膜病，在手掌、足底与口腔黏膜出现散在水疱、丘疹或斑疹。斑疹周围有红晕，中央为小水疱。皮肤水疱数日后干燥结痂。口腔水疱破溃后形成溃疡。

（3）疱疹性咽峡炎：由柯萨基病毒 A4 所引起的口腔损害，好发于软腭、悬雍垂、扁桃体等口咽区，为丛集成簇的小水疱，不久成为溃疡，损害很少发生于口腔较前部位。

（4）多形性红斑：一般而言，多形性红斑形成的疱疹较急性疱疹性龈口炎的疱疹更广泛，且在溃疡表面有形成假膜的趋势，尤以舌部明显。口腔病损常伴发皮肤病损。多形性红斑也可伴发急性疱疹性龈口炎，但数周后二者仍并存者少见。

（5）Stevens-Johnson 综合征：是一种少见的多形性红斑，以口腔中有疱疹性出血病损、出血性眼病和大疱性皮肤病损为特征。

（6）大疱性扁平苔藓：以颊、舌部出现疼痛性大疱，大疱破裂形成溃疡为特征。病程长。线样珠光色条纹散在分布于大疱之间。同时存在的扁平苔藓皮肤病损有助于区别急性疱疹性龈口炎。

（7）剥脱性龈炎：其特征是牙龈弥漫性的病损，伴有不同程度的牙龈上皮剥脱和上皮下组织的暴露，为一慢性病。

（六）治疗

治疗原则为缩短病程，防止继发感染和并发症，减少复发。

（1）抗病毒：无环鸟苷能在感染细胞内通过病毒胸苷激酶和细胞激酶催化，生成三磷酸无环鸟苷，对病毒 DNA 多聚酶有较强抑制作用。口服每次 200mg，每日 4～5 次，也可静脉滴注，成人每次 5mg/kg 体重，每 8 小时一次，疗程 5 日。三氮唑核苷（病毒唑）可抑制病毒核酸的合成。聚肌胞具有诱导干扰素的能力，通过干扰素作用于正常细胞产生抗病毒蛋白，从而阻止病毒的复制。

（2）局部治疗：唇疱疹可用含 5%碘苷（疱疹净）的二甲基亚砜液或 5%无环鸟苷软膏，每日 4～6 次。口腔内可用抗生素擦剂或疱疹擦剂涂擦。

（3）支持疗法：卧床休息，供给足够的营养。可口服多种维生素，必要时补液。要控制继发感染，促进溃疡恢复。

（4）免疫疗法：左旋咪唑具有调节细胞免疫的作用，可缓解症状，但不能控制复发。此外，还可用丙种球蛋白、转移因子等。

二、急性龈乳头炎

急性龈乳头炎为局限于个别牙龈乳头的急性非特异性炎症。

（一）病因

主要为牙间隙处的机械刺激和化学刺激，其中最常见的为食物嵌塞、不恰当的剔牙、硬食物刺伤、邻面龋洞边缘的刺激等。另一个重要原因是不良修复体，如充填体的悬突，义齿卡环尖的刺激等。

（二）临床表现

牙龈乳头发红肿胀，探触和吸吮时易出血，可有自发胀痛和探触痛。有的女性患者在月经期时牙龈胀痛或发痒感加重。患急性牙龈乳头炎时，可有明显的自发痛和中度的遇冷热刺激痛，有轻度叩痛，易与牙髓炎混淆，尤其在小儿较常见。

（三）诊断

根据临床表现和局部刺激因素，即可做出诊断。

（四）治疗

去除局部病因，用2%～3%过氧化氢冲洗牙间隙，然后使用收敛防腐剂如复方碘液等。在口腔治疗中应注意防止对龈乳头的刺激。

三、急性多发性龈脓肿

（一）病因

急性多发性龈脓肿是一种具有明显特征的牙龈急性细菌感染性疾病，比较少见。对本病的致病细菌尚缺乏研究。患病前多有慢性龈炎。

（二）临床表现

春秋两季常见，多发生于青壮年男性。多数病例起病急骤，有前驱症状如疲乏、发热、口干等，也常有感冒或扁桃体炎。早期牙龈乳头鲜红、肿胀。随即发生多数牙龈乳头的红肿、跳痛，每个红肿的龈乳头内有小脓肿形成。患牙无牙周袋及牙槽骨吸收。患牙及邻牙均对叩诊敏感。本病对一般常用的抗生素疗效不佳，病程常迁延1～2周不能控制，脓肿此起彼伏。口腔黏膜往往普遍红肿，但无溃疡和假膜。患者体温升高、全身不适、白细胞增高、局部淋巴结肿大、口臭、大便秘结等。

（三）诊断

本病需注意与临床常见的牙周脓肿相鉴别，其特点是：①本病可发生于非牙周炎患者，患牙无附着丧失和牙槽骨吸收。②脓肿位于龈乳头内，常常颊、舌侧乳头同时波及。③全口多数牙泛发。

（四）治疗

中西医结合治疗效果较佳。暴发型全身症状明显者以内服清热泻火药为主，局部碘氧清洗，初步去除大块牙石，脓肿引流。急性症状控制后，牙龈肿胀开始消退，但龈仍暗红松软，应及时进行牙周治疗，以彻底消除炎症和防止复发。脓腔或龈沟内可涂用液体酚或10%硝酸银，亦有止痛、消炎作用。对于牙龈脓肿泛发且疗效差者，应检查血糖、尿糖，以排除糖尿病等全身病因。本病治愈后牙龈可恢复正常，无明显的牙周破坏。

四、急性坏死性溃疡性龈炎

（一）病因

通常认为急性坏死性溃疡性龈炎（acute necrotizing ulcerative gingivitis，ANUG）是一种内源性、机遇性感染，是机体在某些条件下，对口腔内原有的条件致病菌（主要为梭形杆菌、普氏中间菌和螺旋体）抵抗力降低所致。下列因素与本病的发生有关。

（1）原存在已久的大量菌斑及牙周组织慢性炎症（如慢性龈炎或牙周炎）是本病发生的主要条件。

（2）身心因素与本病有密切的关系。考试期的学生及工作繁忙、休息不足、大量吸烟或有精神刺激者常易发生本病。

（3）患营养不良或全身性重症疾病，如维生素 B 和维生素 C 缺乏、恶性肿瘤、血液病、射线病、艾滋病及严重的消化道紊乱等患者易发生本病。ANUG 是患艾滋病后的重要表现之一。

（二）病理

本病的病理表现为牙龈上皮及结缔组织浅层的非特异性急性坏死性炎症。病变由表及里可分为如下几层。

（1）坏死区：上皮坏死，代之以由纤维素、坏死的白细胞和上皮细胞、各种细菌等构成的假膜。在坏死区的深部与生活组织之间可见大量的螺旋体和梭形菌。

（2）坏死区下方的结缔组织中血管大量增生、扩张充血，并有大量的白细胞浸润，此区相当于临床所见坏死区下方的红色窄边。

（3）距坏死区更远处的结缔组织内有慢性炎性细胞浸润，主要为浆细胞和单核细胞。电镜观察表明螺旋体（主要为大型和中型螺旋体）可侵入结缔组织内，深达 0.25mm。

（三）临床表现

本病可发生于各种年龄，多见于 18～30 岁的年轻人，发病率为 0.02%～0.08%，男性多于女性。发病急，病程短，好发于上下前牙区。病变可累及一组牙，或仅累及单个牙，也可逐渐波及全口牙龈龈缘。无牙颌患者罕见，但在软腭部可发生圆形的孤立病损。有自发性疼痛和自发性牙龈出血，呈腐败性口臭，患者自觉口内有金属味，唾液黏稠，分泌增多。牙龈乳头中央凹陷，牙龈外形轮廓消失。损害的牙龈表面覆有易除去的灰黄色假膜。损害多局限于龈缘区，呈虫蚀状，但亦可波及口腔黏膜组织。局部淋巴结肿大。

病变严重时，可出现寒战、发烧、全身不适等，这在儿童中多见。急性期未得到彻底治疗，病情迁延可成为慢性，使牙龈乳头的破坏更重，甚至消失变平，龈缘连续线呈"反波浪形"。在牙龈乳头处，增生肥厚的唇舌侧龈相互分离，形成可翻起的两部分。若牙槽骨发生吸收并导致牙齿松动，则称为坏死溃疡性牙周炎。

1999 年国际牙周病分类会议建议用坏死性牙周疾病取代坏死溃疡性牙周炎。学者们认为，坏死溃疡性牙龈炎与坏死溃疡性牙周炎具有临床相似性，但二者是一种疾病的不同阶段，还是各自独立的疾病，目前尚缺乏足够的资料加以澄清。故暂时将其归于坏死性牙周疾病。这一类型还表示坏死溃疡性牙龈炎或坏死溃疡性牙周炎都可能是全身性疾病如艾滋病的临床表现。由于某一系统性疾病与坏死性牙周疾病并非存在必然的关系，故也未将其归于"伴有全身性疾病的牙周炎"这一类，而将其单列一类。

（四）诊断

根据临床表现不难做出诊断。坏死区细菌涂片检查，有时可见到梭形杆菌与螺旋体也有助于诊断。

（五）鉴别诊断

急性坏死性溃疡性龈炎应与下列疾病相鉴别。

疱疹性龈口炎，多发于婴幼儿，典型病变为多个成簇小水疱，以及小疱破溃后形成的溃疡；疱性损害还可见于唇、颊黏膜，无明显的腐败性口臭。

球菌性口炎，以口腔黏膜后区的弥散性红斑为特征，有时累及牙龈。牙龈边缘的坏死并非此病的特点，且无明显的腐败性口臭。细菌涂片显示为大量的链球菌，细菌培养结果为 viridans 链球菌。

淋球菌性口炎，为奈瑟氏淋球菌所致。口腔黏膜覆盖一层灰色膜，膜易去除而露出鲜红的出血创面。该病较常见于新生儿，为经产道感染所致。在成人，为直接接触淋球菌感染患者所致。

粒细胞缺乏症，以牙龈的坏死和溃疡为特征，而与 ANUG 相似。此病因粒细胞缺乏所致，机体抵抗力低下，故临床上不表现出重症感染的全身反应。血液检查常用于区别这二种疾病。

Vincent's 咽峡炎，为口咽部的梭形杆菌和螺旋体感染。病变可累及边缘龈。该病的咽部有痛性溃疡，在水肿、充血的溃疡表面覆盖一层假膜。病变可累及喉部及中耳。

（六）治疗

嘱患者保持口腔卫生，用 1.5％～3％过氧化氢或 0.1％高锰酸钾含漱。局部可用 3％过氧化氢或 0.1％高锰酸钾冲洗，也可用碘氧疗法治疗。坏死区表面可涂擦染料药物，如龙胆紫等，但不可用腐蚀剂和强收敛剂涂擦。患病区的疼痛可用表面麻醉剂涂布。2 周后用手工或超声洁治、刮治术清洁牙面，除去牙龈乳头和龈缘表面覆盖的坏死物。严重病例，如伴淋巴结肿大、全身发热，可选用抗生素治疗，如青霉素、甲硝唑等。全身可给予支持疗法，如维生素 C 和蛋白质物质等。急性期后可行牙龈成形术，防止疾病复发。

患病期间宜多饮水，食半流食，选用富含维生素的食物。适当休息，避免过度紧张，严禁烟酒。

五、儿童牙龈疾病

儿童期牙龈疾病可能进展并持续至成人期，危害成人期牙周组织。

儿童期牙列的发育及某些新陈代谢方式具有特殊性。有些牙龈及牙周的疾病较多出现于儿童时期，因而具有这一时期的特点。当研究儿童时期和青春期牙周疾患时可发现二者之间具有一定程度的联系。

1. 乳牙列的正常牙周组织

乳牙列的牙龈呈淡粉红色，质密，表面光滑可有点彩（5～13 岁儿童 35% 为有点彩）。牙间龈唇（颊）——舌向宽，而近远中向相对较窄，与牙齿邻面外形相符。与成人相似的是牙间龈由一个唇（颊）乳头，一个舌侧乳头及两者之间的凹陷，即龈谷组成。

乳牙列龈沟平均深度为 2.1±0.2mm，附着龈宽度在切牙区较宽，双尖牙区变窄，在前磨牙（乳磨牙）较窄至磨牙区又有增宽。附着龈宽度随年龄而增加。

显微镜下，牙龈黏膜上皮呈现为分化良好的网状钉突及过度角化或角化的表面，后者与点彩有关。结缔组织主要是胶原纤维，但在成人牙周组织见到的分化良好的胶原纤维束在儿童时期没有出现，龈谷被覆少数厚的，非角化细胞。

乳牙的牙周膜较恒牙列的要宽，萌出时主纤维与牙齿长轴平行。成人牙列中所见的成束的纤维在牙齿萌出到与其功能性对颌牙接触后出现。

放射照片检查，乳牙周围的牙槽骨在牙囊期及萌出期都有明显的骨硬板，牙槽骨骨小梁较成人少但较厚，并且骨髓腔较大，牙槽间隔嵴顶部扁平。

2. 牙齿萌出的生理性牙龈变化

在牙列的替换时期，牙龈出现了与恒牙萌出相关的改变，认识到这些改变并将其与和牙齿萌出伴发的牙龈疾病区别是很重要的。

萌出前肿胀：在牙冠出现在口腔之前，牙龈常呈现出坚韧、轻度苍白的肿胀，与其下方牙冠外形一致。

龈缘形成：当牙冠穿透口腔黏膜时牙龈缘及龈沟就形成了，在萌出过程中，龈缘常是水肿，圆钝并且轻度发红的。

正常的龈缘突：在混合牙列期，恒牙周围龈缘突是正常的，特别是在上前牙区。在牙齿萌出阶段，牙龈仍附着牙冠，当附着于其下方大体积的牙釉质上时就显得突出了。

3. 儿童时期牙龈疾病的类型

（1）慢性边缘性龈炎：慢性边缘性龈炎是儿童时期最常见的一类牙龈疾患。牙龈呈现出慢性炎症的所有特征性改变：颜色、大小以及表面质地都发生改变。发红的表面颜色常常掩盖了潜在的慢性改变。在儿童牙龈炎中，牙龈颜色改变及肿胀比出血及袋深度增加更为多见。

儿童慢性边缘性龈炎病因学与成人一样，也是菌斑。口腔卫生不良有利于菌斑堆积。在学龄前儿童，牙龈对菌斑的反应较成人明显要弱。8～12 岁的儿童其牙菌斑形成较成人要快。

婴儿中牙石少见。9%的4～6岁的儿童，18%的7～9岁儿童及33%～43%的10～15岁儿童存在牙石。患囊性纤维化的儿童中，牙石常见（7～9岁中有77%，10～15岁中有90%）并且更严重。这可能与唾液中磷、钙及蛋白质的浓度增加有关。

与牙萌出相关的龈炎很常见。并由此产生了"萌出龈炎"这一术语。然而，萌牙并不都导致龈炎。炎症是由于正在萌出的牙齿，周围菌斑堆积的结果。龈炎的起始似乎与菌斑的堆积而不是萌牙带来的牙周组织重建有关。乳牙周围菌斑滞留使并列的恒牙周围菌斑形成更容易了。炎症性改变加重了龈缘的正常突出，给人以明显的牙龈肥大的印象。

部分脱落、松动的乳牙经常引起龈炎。部分吸收的牙齿的边缘有利于堆积菌斑并导致龈炎。牙龈改变可为轻度红肿到化脓及脓肿形成。其他有利于菌斑形成的因素有：食物嵌塞及部分龋坏牙齿周围的白垢堆积。儿童常为避开松动或龋坏的牙齿而养成单侧咀嚼的习惯，这会导致非咀嚼侧菌斑的堆积。

错位牙周围更易产生龈炎，并且更严重，因为菌斑和白垢更容易堆积。严重的病变包括：牙龈肥大、暗红、溃疡，以及深牙周袋形成，牙周溢脓。通过纠正错位牙，清除菌斑以及切除肥大的牙龈（必要时）可恢复牙龈的健康及形态。

有深覆合和深覆盖、鼻腔阻塞以及张口呼吸习惯的儿童，其龈炎增多。

据 Marnard 和 Wilso 报告，膜龈问题开始于乳牙列，是发育性萌出畸变和牙周组织厚度不足的后果。如果合并有菌斑控制不良或者过度的刷牙损伤，就产生了膜龈问题。然而，当附着龈宽度随年龄增加后，这些问题就解决了。

儿童慢性龈炎的组织病理学特点：结合上皮区域胶原纤维丧失，以及大量的淋巴细胞及少量的多形核白细胞（PMNS）、浆细胞、单核细胞、肥大细胞、成纤维细胞及内皮细胞浸润。

儿童牙龈炎症浸润的成分尚有争议，据 Gilleff 及其同事报道，炎症浸润细胞主要为未转化的 B 淋巴细胞，导致的临床病变为非破坏性和非进展性的，与成人静止期病变浸润成分相同。根据 Longhurst 和 Seymour 等报道，浸润主要由 T 细胞组成，当病变变为破坏性时就转变为 B 淋巴细胞（浆细胞）为主。

在青春期前后，可发现龈炎以及牙龈肿大的患病率和严重性较高，这一形式的龈炎称为青春期龈炎。最常见的表现为牙间区出血明显增加，其炎症性病变可包括由于激素改变导致的牙龈肿大。激素增强了组织对局部激惹的反应。男女均可发生，青春期后可部分缓解。

个别牙或一组牙龈退缩是一个引人关注的问题。退缩的牙龈可以有炎症或者健康，这取决于有无局部激惹因素。牙龈退缩的原因很多，但在儿童时期，最主要的是牙齿在牙弓中的位置。龈退缩见于唇向错位牙以及倾斜或扭转使牙根突向唇侧的牙。前牙开合增加了龈退缩的危险。牙龈退缩也可能为牙齿萌出过程中的一个过渡时期，并可能随着牙取得恰当的排列而自行恢复，或者需通过正畸重新排列而恢复。

（2）急性牙龈感染：①急性疱疹性龈口炎，这是儿童最常见的急性牙龈感染，并常为上呼吸道感染的后遗症。②念珠菌病，这是一种由白色念珠菌引起的口腔念珠菌病。③急性坏死性溃疡性龈炎，儿童 ANUG 发病率低。在慢性营养不良及 Down 综合征的儿童，ANUG 的发病率及严重程度都有所增加。急性疱疹性龈口炎在儿童中更常见，但偶尔被误诊为 ANUG。

（3）牙周组织的创伤性改变：一些条件下，乳牙牙周组织可发生创伤性改变。在乳牙脱落过程中，牙根和牙槽骨的吸收削弱了牙周支持，因此，已有的功能性咬𬌗力量对剩余的支持组织就有损伤了。过大的咬𬌗力可由牙错位、缺损、缺失或拔牙，牙体修复而引起，在混合牙列期，恒牙的牙周组织可能损伤，因为临近乳牙脱落后，恒牙需承担的咬𬌗力增加了。乳牙传递的咬𬌗损伤萌出中的恒牙牙周膜。

显微镜下，最轻微的创伤改变包括：压缩、局部缺血，牙周膜玻璃变性。严重的损伤包括牙周膜碎裂和坏死。

多数情况下损伤可以修复，并不导致牙齿丧失。然而受创伤的牙可能会疼痛并松动。修复可导致牙-牙槽骨粘固，牙齿固定。当恒牙列萌出时，粘固的乳牙表现为下沉。

一些儿童时期的疾病在口腔黏膜，包括牙龈组织，有特异性的改变，其中包括传染性疾病，如水痘、麻疹、猩红热和白喉。

第二节　慢性龈炎

一、慢性单纯性龈炎

慢性单纯性龈炎又称边缘性龈炎，是牙龈疾病中最常见的。分布于世界各个地区、各个种族，而且累及近半数的儿童和大多数成人。在我国，该病的发病率为 70%。

（一）病因

龈牙结合部堆积的牙菌斑及其中的有害物质长期作用于牙龈，引起炎症，加上牙石、不良修复体、食物嵌塞、口呼吸等的存在，加重了菌斑堆积及牙龈的炎症。

（二）临床表现

慢性单纯性龈炎多由细菌或其他局部因素引起，因此牙颈部常见大量的菌斑、牙石等。龈缘和龈乳头红肿，刷牙或咀嚼硬物时，牙龈易出血，但量少，能自行停止。牙龈质地松软脆弱，缺乏弹性。若炎症局限于龈沟壁一侧时，牙龈表面仍可保持相当致密。有些慢性炎症时上皮增殖变厚，使牙龈变得坚硬肥厚。牙龈表面点彩消失，变为光滑发亮，但有些轻度炎症的牙龈，点彩仍可部分地存在。炎症使牙龈肿大，并可使龈沟加深，龈沟探诊深度可达 3mm 或更多，形成假性牙周袋。但上皮附着仍位于正常的釉牙骨质界处。龈沟探诊出血明显。

轻度龈炎，炎症仅局限于游离龈和牙龈乳头，严重时可扩展至附着龈。龈缘还可有糜烂或肉芽增生，龈沟也可溢脓。

（三）诊断

根据牙龈的色、形、质的改变及龈沟探诊出血、上皮附着位于正常的釉牙骨质界处，即可诊断。需注意与牙周炎鉴别，主要根据沟底的位置，有无附着丧失和牙槽骨吸收。

（四）治疗

除去病因，用洁治术清除牙石，控制菌斑，并去除一切造成菌斑滞留和刺激牙龈的因素。龈炎较重时，在进行了龈上洁治术后，可同时辅以一定的消炎药物做局部或全身治疗。常用药物有四环素、甲硝唑、螺旋霉素和洗必泰漱口液等。牙龈的炎症即可在数日至 1 周内消失，牙龈的色、形、质恢复正常。需注意的是教会患者控制牙菌斑的方法，才能保持疗效，防止复发。

二、性激素相关性龈炎

（一）青春期龈炎

青春期龈炎是指发生于青春期青少年的牙龈疾病。

（1）病因：均发生于有局部刺激物的部位，如错𬌗、口呼吸或正在萌牙、替牙的部位以及正在接受正畸治疗等。主要为青春期体内性激素水平的增高，使牙周组织对菌斑等外来刺激物的反应增强所致。

（2）临床表现：本病女性稍多于男性，好发于前牙唇侧的牙龈乳头和龈缘，龈乳头常呈球状突起，牙龈充血水肿，松软光亮，与一般慢性炎症性肿大无区别。

（3）诊断：诊断主要根据患者年龄，以及牙龈肥大发炎的程度超过局部刺激物的程度，即牙龈组织的炎症和增生反应较强。在青春期虽经治疗，但本病较易复发，而青春期过后，病情有自然的缓解，但若不治疗则不会彻底自愈。

（4）治疗：首先应进行洁治术除去牙石，针对替牙期的特点授以正确的刷牙和控制菌斑方法，建立良好的口腔卫生习惯，防止复发。轻度肿大的牙龈经治疗后常可痊愈。过度肥大增生者需手术切除，但只要局部和全身因素依然存在，术后仍会复发。对于接受正畸治疗的青少年，应事先治愈已存在的龈缘炎，并掌握正确的菌斑控制方法。矫正器的设计和制作应有利于菌斑控制，避免对牙周组织的刺激；在长达 1～2 年的矫治过程中应定期进行牙周检查和治疗。

（二）妊娠期龈炎及妊娠瘤

妊娠期龈炎的发生率报告不一，在 30%～100%。有的病变局限于个别牙间乳头，呈瘤样生长，称妊娠瘤。在孕妇其发生率 1.8%～5%。口腔卫生良好者发生率较低。

（1）病因：妊娠本身不会引起牙龈炎。如果没有局部刺激物及菌斑，妊娠期龈炎也不会发生。妊娠时体内女性激素（主要是孕激素）水平增高，使牙龈毛细血管扩张、瘀血，炎症细胞和液体渗出增多，加重了局部原有的炎症反应。近年来发现妊娠期龈炎患者的牙菌斑中，普氏菌明显增多，该菌数量及临床症状均随妊娠月份增加及黄体酮水平增高而加重；分娩后，该菌数量降低，临床症状也减轻或消失。

（2）临床表现：怀孕 3 个月以上妇女多发。妊娠至 8 个月时达到高峰。分娩后 2 个月时，龈炎可大部消退至妊娠前水平。龈炎表现为个别牙或全口牙牙龈发红肿大、质软、牙龈乳头尤为明显。肿大的牙龈龈缘及牙龈乳头呈暗红色且发亮。用探针轻触牙龈龈缘极易出血，且常有自发性出血倾向，无痛。妊娠瘤发生于单个牙的牙龈乳头，以下前牙唇面龈乳头较多见。该瘤生长快，质地软，多有蒂，表面光亮，呈暗红色。严重时肿胀组织可覆盖到牙面，有自发性出血倾向。

（3）诊断：根据妊娠期妇女的临床表现即可做出明确的诊断。

（4）治疗：宣传妊娠期的口腔卫生知识，严格保持口腔卫生。用 3%过氧化氢或碘氧液冲洗龈沟和用抗生素漱口液漱口。进行龈上洁治术，除去牙石、菌斑和其他局部刺激因素。妊娠瘤在分娩前一般不得行手术切除。对一些体积较大妨碍进食的妊娠瘤，则可手术切除。手术时机尽量选择在妊娠第 4～6 月，切除应达骨面，包括骨膜，以免复发。手术中应防止过多的流血。

三、增生性龈炎

增生性龈炎也称炎症性牙龈肥大，是牙龈组织受局部因素刺激而发生的慢性炎症；它同时伴有牙龈增生，是引起牙龈肿大的最常见疾病。

（一）临床表现

本病可分为炎症型（肉芽型）和纤维型。

炎症型的临床特点是牙龈深红或暗红，松软光亮，易出血。龈缘肥厚，龈乳头常呈圆球状增大，甚至可盖过牙面 1/3 或更多。此时，龈沟探诊深度＞3mm，但上皮附着位置仍在釉牙骨质界处，称为假性牙周袋或龈袋。

纤维型牙龈呈实质性肥大，较硬而有弹性，颜色接近正常。但临床上炎症型和纤维型常混合存在，不易截然区分，一般地说，病程短者多表现为肉芽型，病程长者转变为纤维型。但若炎症的刺激因素较强，则炎症将继续并存，使病情持续加重。

（二）诊断

根据临床表现不难做出诊断。应注意与药物性牙龈增生、牙龈纤维瘤病及白血病性牙龈肿大相鉴别。本病的牙龈增生，一般伴有炎症，主要侵犯前牙的牙龈乳头和龈缘。增生程度不太重，覆盖牙冠一般不超过 1/3，一般有明显的局部刺激因素。无长期的服药史及家族史。血常规检查有助于排除白血病。

（三）治疗

除去局部刺激因素，保持良好的口腔卫生。口呼吸患者应改正造成口呼吸的原因，上唇过短者可戴前庭盾，并进行唇肌训练，或夜间在唇侧牙龈涂凡士林，以减少牙龈的外露和干燥。大部分炎症型的病例在除去病因后炎症消退，牙龈体积缩小或接近正常。但纤维性增生的部分不会消退，常遗留不良的牙龈外形，有碍菌斑的清除。对此，可施行牙龈成形术，恢复牙龈的生理外形。牙周塞治术和牙龈按摩也有助于消除炎症和肿胀，但应在洁治术除净牙石后作为一种辅助疗法。

第三节　牙龈增生

牙龈增生是指构成牙龈的上皮和结缔组织的细胞和纤维数量的增加。本节特指某些由于局部刺激以外的因素引起的牙龈非炎症性增生。根据引起牙龈增生的原因而分为以下两种疾病。

一、药物性牙龈增生

药物性牙龈增生主要由抗癫痫药苯妥英钠（大仑丁，Dilantin，或称 Phenytoin）引起，但近年来有报道其他药物也可引起类似的牙龈增生。

（一）病因

长期服用苯妥英钠治疗癫痫者有 40%～50% 发生牙龈纤维性增生，年轻人多于老年人。药物性牙龈增生患者的成纤维细胞对苯妥英钠的敏感性增高，易产生增殖性变化，此可能为其基因背景。在人类和动物的实验中，若没有明显的菌斑等刺激物所引起的牙龈炎症，则药物性增生可大大减轻或避免，但药物性增生也可发生于无局部刺激物的口腔中。其他一些药物也可引起牙龈增生。如硝苯吡啶（nifedipine，又名心痛定）和环孢菌素。据报道有30%的服用环孢菌素者可发生牙龈增生，发生率与患者血中该药的浓度有关。环孢菌素和心痛定所引起的牙龈增生，其组织相和临床表现均与苯妥英钠性牙龈增生相似。

（二）临床表现

药物性牙龈增生发生于长期服用苯妥英钠、心痛定、环孢菌素等药物的患者。全口牙龈增生，但在上下颌前牙区较重。只发生于有牙区，拔牙后，增生的组织即消失。一般停药后数月之内增生的组织可自行消退。切除增生牙龈后若继续服药，病变仍可复发。增生的牙龈起始于牙龈乳头或边缘龈，呈球状突起。严重者继之可累及附着龈，渐增大，互相联结，可覆盖大部牙面，影响咀嚼。增生之牙龈质地坚硬，呈小分叶状或桑椹状，色粉红。无继发炎症感染时，不易出血，亦无疼痛。牙龈增生一般累及全口牙龈，以上下前牙牙龈为重。有时可挤压牙使之移位，改变咬𬌗关系。

（三）诊断

根据患者的服药史，结合牙龈实质性增生的特点，可以确诊。

（四）治疗

首先建议停止服用苯妥英钠、心痛定、环孢菌素等药物或改服其他药物。进行龈上洁治术，除去牙结石和菌斑，消除牙龈炎症。保持口腔卫生，给予适宜的抗生素漱口液漱口。增生严重且影响咀嚼功能者，则行牙龈切除术。

二、牙龈纤维瘤病

牙龈纤维瘤病又名家族性或特发性牙龈纤维瘤病，为少见疾病。

（一）病因

本病原因不明。常为家族性常染色体显性遗传，但也有的患者并无家族史。

（二）临床表现

牙龈增生患者无服药物史，但可能有家族患病史。增生的牙龈可波及全口，以上颌磨牙的腭侧最重，牙龈常覆盖牙冠的 2/3 以上，严重者牙龈盖住全部牙冠，妨碍咀嚼。小儿有时出现萌牙困难。本病同时侵犯附着龈、牙龈乳头和边缘龈。严重时其宽度可达膜龈联合处。增生的牙龈呈粉红色，表面光滑或呈大结节状，点彩明显，不易出血，质地坚硬，可挤压牙发生移位，影响咀嚼。

（三）诊断

本病的诊断应根据典型的临床表现及阳性家族史。但无家族史并不能完全排除本病。本病主要应与下列疾病相鉴别。

（1）药物性牙龈增生：鉴别依据如下：①无服药史而有家族史。②药物增生主要累及牙龈乳头及龈缘，只有少数重症者波及附着龈；而本病同时侵犯附着龈、牙龈乳头和边缘龈。③药物性牙龈增生相对程度较轻，增生组织一般覆盖牙冠 1/3 左右，而本病的牙龈常覆盖牙冠的 2/3 以上。④苯妥英钠性龈增生伴发慢性炎症者较多，组织学观察其炎症细胞与纤维型增生性龈炎者相似，而本病则偶见炎症细胞。

（2）纤维型增生性龈炎：患病范围主要为前牙，侵犯牙龈乳头和龈缘，一般伴有炎症。增生的牙龈覆盖牙面一般不超过牙冠 1/3。有明显的局部刺激因素。无长期服药史及家族史。

（3）牙龈纤维瘤病：有时伴有多毛症等，为其他一些先天性综合征的一部分。此外，还应注意与一些发生在牙龈的肿瘤鉴别。

（四）治疗

首先进行龈上洁治术，除去牙结石和菌斑，洁治后给抗生素漱口液漱口。1 周后行牙龈切除手术，分区切除增生之牙龈。有人主张采用内斜切口式的翻瓣术，兼做牙龈切除，可保留附着龈，并缩短愈合过程。手术后指导应保持口腔卫生。本病手术后易复发，复发率在很大程度上取决于口腔卫生的好坏，口腔卫生保持得好，可以不复发或复发极慢（10～20 年）。由于本病为良性增生，复发后仍可手术治疗，故一般不考虑拔牙。

第四节　牙龈肿瘤及瘤样病变

本节所述的疾病并非包括所有与牙周组织相关的肿瘤和瘤样病变，而是其中的部分较典型的病变，并重点阐述牙周组织源性的疾病，以及一些肿瘤和瘤样病变发生在牙周组织时的特点。在一份18 例口腔软组织转移瘤的分析报告中，50%以上的转移瘤呈牙龈肿块的形式。另一份芬兰报告中，30%的口腔软组织转移癌位于牙龈。故此，强调对牙龈肿块进行活检的必要。

一、牙龈瘤

牙龈瘤为希腊语，仅指源于牙龈的意思。肿瘤样病损来源于牙龈者称牙龈瘤，许多临床上表现为牙龈瘤者而有不同的病理过程，目前，多数学者认为牙龈瘤是指牙龈局限性慢性炎性增生。

临床上，牙龈瘤表现为牙龈局限性肿大，常发生于牙间组织。创伤和慢性刺激，特别是龈下牙石和菌斑是牙龈瘤的主要病因。在患者中，女性较男性多见，血管性龈瘤中，更是女性常见。80%病例的部位在前牙区，50%以上病例在尖牙区，但上、下颌之间无明显差异。牙龈瘤手术后有复发倾向。据统计，纤维性龈瘤的复发率为14%，血管性龈瘤为6%，周边性巨细胞肉芽肿的复发率为17%。统计学上，组织学特点与复发之间无明显的相关关系。大部分病例中，复发的主要原因是局部菌斑和结石除去不彻底和（或）手术切除不完全。

据国内学者研究，牙龈瘤在组织病理学上，可分为四型，即肉芽肿性龈瘤、纤维性龈瘤、血管性龈瘤和巨细胞性龈瘤。也有学者认为，肉芽肿性和血管性龈瘤在组织学上非常相似，难以区分，因此常合并为一种类型，称为血管性龈瘤。

（1）血管性龈瘤：血管性龈瘤可以是化脓性肉芽肿或妊娠性龈瘤。病损表现为质软、红紫色包块，常伴有溃疡和出血。出血可以是自发性或轻伤后，肉芽肿性龈瘤和妊娠性龈瘤是临床名称，组织学上，这两种病变是一致的，均为血管内皮细胞呈实性片块增生，也可为小血管或大的薄壁血管增多。妊娠性龈瘤在分娩后，可以自发消退或缩小而表现为纤维性龈瘤。妊娠性龈瘤手术治疗时容易出血且难以控制，手术后也易复发。

化脓性肉芽肿，又称为毛细血管扩张性肉芽肿。该病的发生可能与组织对轻微的创伤、刺激产生过强的反应并发感染有关。口腔的化脓性肉芽肿最常发生于牙龈，为一种良性，境界清楚的、突起性的病变。病变初期时生长迅速。好发于成人，女性稍多见。瘤体鲜红或青紫色，表面平滑或稍分叶，可有蒂或无蒂，表面常形成浅表性溃疡并易出血。组织学上，肿物为富含血管的肉芽组织。化脓性肉芽肿是组织对非特异性感染的一种反应。切除不彻底又未同时去除口腔局部刺激则可复发。

（2）纤维性龈瘤：临床上，纤维性龈瘤女性多于男性，10～40 岁者多见。上颌多于下颌，多见于前牙区，瘤体坚实，色泽与邻近的口腔黏膜色泽相近，可从淡红到白色，表面光滑并高出黏膜面。扪诊较硬，有蒂或无蒂。直径从几毫米到 1～2cm。瘤体可使牙移位。如果表面溃疡则可覆盖黄色纤维素性渗出物。长期慢性刺激可能对瘤体的发展起部分作用。组织学上瘤体被覆鳞状上皮细胞，过度角化，有长短不一的上皮钉突，病损区由大量胶原组织和少量细胞构成，组织结构上其表现与其他口腔黏膜的纤维瘤一样，但目前很难解释为什么仅纤维性龈瘤有较高的复发率。

（3）巨细胞性龈瘤：巨细胞性龈瘤又称外周巨细胞性肉芽肿。较为少见，以 30～40 岁多见，女性多于男性，下颌多于上颌，主要发生在牙龈部或牙槽突。常位于前牙区的唇颊侧。瘤体呈深红色，质地软，界限清楚，有蒂或无蒂，表面常有溃疡，肿物直径一般为 0.15～1.5cm。病变发生在牙间区者，颊和舌侧肿物与牙间狭窄带相连形成一种漏斗状外观。组织学上，病损为无包膜的组织块，主要有两个特征：有结缔组织间隔和骨样组织形成，在巨细胞之间有明显的内皮细胞增生和毛细血管形成，在这些区域可见到出血而引起典型病损外观。巨细胞性龈瘤有较大的生长潜能，手术后容易复发。组织来源可能为牙周膜或黏骨膜，因为病损可引起骨表面缺损，且可发生于无牙的颌骨区。巨细胞龈瘤的发病机制不清，但一般认为它是一种反应性增生。病损的原因可能是局部损伤或不良刺激所致。

二、牙龈浆细胞增多症

牙龈浆细胞增多症又名浆细胞性龈炎、浆细胞性肉芽肿。病因不明，有人认为可能是变态反应，但未得到证实，较少见。

（1）临床及组织学表现：本病可发生于鼻腔或口腔黏膜，主要发生于牙龈。可侵犯多个牙或上下颌同时受累。牙龈鲜红、肿大、松软易碎，表面似半透明状，有时如肉芽组织状，表面呈结节状或分叶状，极易出血。常合并不同程度的感染，有溢脓、口臭。病变范围常包括附着龈，有人报告多数病例可波及牙槽骨吸收，可有牙齿移位、松动。显微镜下可见上皮不全角化，基底层及深部棘层细胞有超微结构损害。结缔组织内有密集浸润的正常形态的浆细胞，呈片状聚集；也可表现为肉芽肿，即有大量血管和其他炎症细胞。本病为良性病变，牙龈组织内浸润的浆细胞均为正常细胞，末梢血液检查及白蛋白/球蛋白比等均正常，可与真性浆细胞瘤及骨髓瘤区别。

（2）治疗：无根治疗法。进行彻底的牙周洁治和刮治术，并消除局部刺激因素后，牙龈的炎症和肿胀能减轻或明显消退，鲜红的肉芽样组织能消失或好转，但牙龈仍有实质性肿大，需行手术切除，但常易复发。保持良好的口腔卫生及定期进行洁治术是减少、减缓复发的重要条件。

三、骨嗜伊红肉芽肿

骨嗜伊红肉芽肿属于局限性组织细胞增生症 X。好发于儿童及青少年，成年人也可发生，男性多见。本病多发生于骨内，病变可为孤立性或多发性，颅骨、下颌骨、肋骨是最常侵犯的部位，个别病例可累及肺，在成人中常为单骨性损害，不扩散。在儿童中，往往是多发性，而且病变有过度形式。口腔病变常侵犯颌骨及牙龈，以下颌最多见。临床上可无症状，而在颅骨和其他部位进行摄片时偶然发现。患者常因牙龈肿胀、溃疡、颌骨肿大、疼痛及牙松动、拔牙创不愈而就诊。检查牙龈呈微黄色，肿胀但无脓，质地松软、触之易出血，龈缘可呈虫蚀样破坏，龈乳头糜烂消失。颌骨损害可穿透皮肤或黏膜形成瘘管或溃疡。病程中患者全身可有低烧或不适。

X 线显示溶骨性破坏或穿凿性破坏，以颌骨中心破坏为主或以牙槽骨破坏为主，也可发生广泛性破坏。临床易误诊为恶性肿瘤、坏死性龈炎、牙周炎、牙髓炎、颌骨囊肿、根尖周病等。本病的基本病理变化为组织细胞明显增生，伴嗜伊红细胞浸润。

单骨病变一般预后良好。多发性病变治疗后易复发。骨骼经过刮治术及 X 线照射后，可以痊愈，病变区发生纤维化，甚至骨化。即使损害没有完全切除也可发生愈合。据文献报道，有许多病例自行消退。对较大的手术缺损处，移植碎骨片或骨块，可促进愈合。病变广泛者，可配合化学疗法。

四、组织细胞增生症 Y

组织细胞增生症 Y 是一种瘤样病变，又称为疣状黄瘤，是好发于口腔黏膜的一种少见、无症状的良性病损。1971 年由 Shafer 首次报告，其病因不明，部分学者认为，此病是由于各种刺激致使上皮增生及细胞变性崩解，释放脂质，被上皮下组织细胞吞噬而造成。

临床表现为口腔黏膜上出现孤立的疣状或颗粒状突起，呈圆形或卵圆形，界限清楚，直径为 0.1～2cm。颜色正常或微红，有时苍白或"过度角化"。基底部有蒂或无蒂。无主观症状。

男女发病率无甚差别。患者主要为 40 岁以上的成年人。病损可发生于口腔的任何部位。Shafer 报告的 5 例中，大多数发生于下颌牙龈边缘，其次为腭部、口底、唇和下颌颊黏膜皱褶处。

组织病理学上的特征性表现为在病损内出现肿大的泡沫细胞或黄色瘤细胞。这些细胞分布在上皮钉突之间的结缔组织乳头层而不伸至上皮钉突下方的真皮层。

临床上，采用外科手术切除，效果良好，没有复发的倾向。

五、先天性牙龈瘤

先天性牙龈瘤见于新生儿口腔中，发生率极低，以女性多见。可发生于上、下颌的牙龈部，但以上颌切牙区多见。起源于牙槽嵴，肿物大小从数毫米至数厘米不等。其组织发生，可能是牙胚基的发育异常，也可能是来源于成纤维细胞，组织细胞或肌源性和神经源性。此瘤切除后不复发。

六、神经纤维瘤

口腔的神经纤维瘤其神经可能来源于第Ⅴ对脑神经，即三叉神经。常表现为牙龈上局限性，界限不清的无包膜肿块，唇侧瘤体可伸延至唇沟底部。当瘤体发生囊性变时，可使病损变得较软。X 线显示病损区无骨的破坏。组织学上，起源于外周神经鞘膜。手术难以彻底切除。

七、毛细血管瘤

毛细血管型血管瘤，由增生的毛细血管组成。常在刷牙时出血。病变平或稍高于周围黏膜，形状不规则，呈鲜红或紫红色，界限清楚，轻度分叶。病变范围可从牙龈延伸到附近的组织，如唇，很少涉及病变深部器官。指压病变组织色泽可变白，解除压力后迅即恢复原来颜色。中年以上患者，病变颜色可为深紫色，可出现多个小结节赘生物。此乃系创伤感染后的炎性反应增生。治疗时，应根据病情选用相应的治疗方法。如激素治疗（限用于婴儿）、硬化剂治疗（5%鱼肝油酸钠）、手术治疗、放射治疗、电凝、液氮冷冻、氩离子激光等。对病变范围稍大者或涉及颌骨时，其手术难度超过海绵状血管瘤，要求术者稳、准、快，否则出血量是难以控制的，应由外科医师治疗。毛细血管瘤如有赘生物可将其切除直接缝合。婴幼儿血管瘤虽对放射线敏感，可控制其发展或消散，但宜持慎重态度。除射线可影响儿童颌面部生长发育外，近年有很多研究报告表明，婴幼儿某些良性病变接受放射线治疗后，甲状腺、涎腺等部位发生肿瘤的机会明显高于对照组。同位素贴敷（常用 ^{32}磷）治疗毛细血管瘤效果尚佳，不致产生不良后果。

八、外周性牙源钙化上皮瘤

外周性牙源钙化上皮瘤是 1956 年由 Pindborg 所描述，又有 Pindborg 瘤或牙源性上皮错构瘤之称，很少发生于牙周组织。临床上，下颌多见，并多发生在双尖牙区域。瘤体外观像一个牙龈肿块，质地坚实，边界清楚，病损不起源于边缘龈。生长缓慢，无痛。X 线表现其特点是病变常呈多囊型密度减低区，虽有一定界限但常常并不十分明确。最重要的特点是在密度减低区有钙化点，呈散在不规则团块。组织病理特点是肿瘤无完整包膜，瘤细胞呈梭形或多边形，成片状排列，界限很清楚，细胞间可见细胞间桥。细胞质微嗜伊红，胞核较大，可见显著核仁，但分裂相罕见。另一特点是在淀粉样变性的细胞内或其周围有钙化物，钙化呈同心圆沉积排列。治疗方式决定于病变大小。小的病变可以刮治，而大的病变有时需做部分骨切除。手术不彻底可以复发，但迄今未见有转移发生的报道。

九、颗粒细胞瘤

颗粒细胞瘤不常见，颗粒细胞瘤最常发生于皮肤，口腔中舌的发生率占首位。唇颊、牙龈、口底等处均有报告发生。青年人常见，临床表现为硬的、白色或黄色肿块，一般无痛且缓慢生长，但也有生长迅速者。扪诊肿块有清楚界限，但剖检肿块无包膜。镜检瘤细胞呈多边形，胞质嗜曙红，呈颗粒状，胞核呈圆形或椭圆形。细胞周界基本清楚，成团或成排排列，由纤维组织分隔成组。丝状分裂相及坏死罕见。可能会见到瘤细胞"侵犯"神经的现象，但这并非恶性象征。覆盖肿瘤的表面上皮常显示过度增生。颗粒细胞瘤也有恶性者，主要表现在核的变化上，即染色质加深、核仁增大或数目增加并可见核分裂相，亦可见坏死现象。组织发生学，近年研究肿瘤来自雪旺细胞，但可能是更原始的间叶细胞，这些细胞发生雪旺瘤及颗粒细胞瘤。颗粒细胞瘤的治疗为外科手术切除，要有足够的周界正常组织，不完全切除必然导致复发。

十、牙龈囊肿

牙龈囊肿为牙龈上境界清楚，质地软，有波动感的无痛性肿块，易发生于侧切牙和第一前磨牙的唇颊侧。在牙科 X 线照片上不易发现，有时在骨面出现环形压迹。组织学上有一个囊腔，内含有红细胞，囊壁菲薄，囊腔表面为薄的角化鳞状上皮衬里，基底细胞扁平状。牙龈囊肿可起源于：①牙板剩余、造釉器，或马塞氏岛；②增生的牙龈上皮钉突变性和囊性变；③表面上皮外伤性植入结缔组织。婴儿龈囊肿多发生于新生儿或出生后 1～2 月内的婴儿，3 个月以后罕见。此牙龈囊肿表现为沿牙槽嵴处的黏膜上，出现白色或淡黄色的结节，可单发或多发。大小似粟粒或米粒或稍大，数目不等，数个或十几个。囊肿来自牙板剩余。成人龈囊肿是一种少见的、发生于牙龈软组织的囊肿。位于游离龈或附着龈内，外伤植入性囊肿较小，直径 1cm 左右。可出现钙化或异位性骨化。牙龈囊肿外科手术摘除后无复发，预后良好。

十一、牙周侧方囊肿

牙周侧方囊肿是发生于活髓牙牙根侧面或牙根之间的囊肿，来自牙源性上皮残余，但不是炎症刺激的结果。

（1）病因：牙周侧方囊肿的囊壁常缺乏炎性细胞，因此支持发育来源。囊肿的上皮来源有 3 种可能性：缩余釉上皮、牙板剩余和 Malassz 上皮剩余。

基于组织学上囊肿的大部分衬里为薄层非角化上皮，类似缩余釉上皮，有的学者提出，牙周侧方囊肿的发生与含牙囊肿的形成相似，是由于牙冠侧面的滤泡膨胀所致。如果牙齿萌出正常，膨胀的滤泡最终可能位于牙根侧面，这种假设受到下述事实支持，即牙周侧方囊肿常发生在含牙囊肿与垂直阻生牙（如下颌前磨牙和上颌切牙）有关的区域。此外，含牙囊肿内有时可发现类似牙周侧方囊肿中所见的上皮斑亦是有意义的。

因为牙周侧方囊肿上皮衬里中存在许多糖原丰富的透明细胞，以及囊壁中存在类似牙板的上皮剩余，有人认为牙周侧方囊肿与成人牙龈囊肿一样，来源于牙板的上皮剩余。单囊型来源于单个牙板剩余的囊性变，多囊型则是来源于数个相邻细胞剩余的囊性变。牙周侧方囊肿的生长潜能不及牙源性角化囊肿（亦为牙板来源），可能是由于前者来源于牙板的功能后细胞，而后者是源自仍具有明显生长潜能的牙板成分。

牙周侧方囊肿亦可能来源于牙周膜中的 Malassz 上皮剩余。至于是何种刺激引起上皮剩余增生，又是什么因素造成囊性变尚缺乏证据。

（2）病理：牙周侧方囊肿可为单囊或多囊，由薄层非角化鳞状或上皮立方状上皮衬里，上皮厚度为 1～5 层细胞，类似缩余釉上皮，有时因细胞间积液，上皮细胞分离。胞核小而固缩。偶尔上皮衬里中存在一些很醒目的、糖原丰富的透明细胞。

许多牙周侧方囊肿中存在的一项特点：上皮衬里内可见局限性增厚或斑。一些上皮斑较小，而另一些较大，可延伸至邻近的纤维囊壁内，并可能产生壁结节突入囊腔内。有些囊肿中包含许多斑。上皮斑中的细胞常呈纺锤形，其长轴与基底膜平行，细胞大而透明，细胞内水肿，胞核小而固缩。

纤维囊壁中一般无炎症，有时可见牙源性上皮岛，其中一部分可形成微囊，上皮衬里可与纤维囊壁不同程度分离，偶尔可见上皮邻近的纤维囊壁出现玻璃样变。

（3）临床表现：牙周侧方囊肿的发病年龄 22～85 岁，平均为 50 岁。最常见的发病部位为下颌前磨牙区，其次是上颌前份。通常无症状，可能在牙齿常规 X 线检查时偶尔发现病变。无龋齿等其他损害时，牙齿活力正常，有时可表现唇颊侧龈肿胀。

X 线检查可见界限清楚的圆形或泪珠状密减低影像，有硬化边缘，位于根尖与颈缘之间的牙根侧面。小者仅 1～2mm，大者可涉及整个牙根长度，但大多数直径不超过 10mm，无牙根吸收。

（4）诊断和鉴别诊断：根据临床、X 线特点可得出初步诊断。牙源性角化囊肿侧型可表现出与牙周侧方囊肿相同的 X 线表现，需通过组织学检查鉴别。

（5）治疗：手术剜除牙周侧方囊肿后不复发。术中尽可能不牺牲邻牙。

十二、牙龈癌

牙龈癌好发于磨牙区，下颌龈癌较上颌牙龈多，为 2∶1。60% 的患者首先就诊于口腔医师，癌肿起初为一个溃疡，常伴有白斑，并很快向深层浸润，累及牙槽骨，早期症状为牙痛。肿瘤破坏牙槽突，牙齿松动，影响咀嚼功能。因此，牙痛和牙齿松动常常是患者就诊的主诉。病变继续发展，发生多个牙齿松动。下牙龈癌破坏颌骨，下齿槽神经受累而出现下唇麻木。向舌侧扩展累及口底，颊侧扩展累及唇颊沟及颊部皮肤，甚至穿破皮肤而形成窦道，此为牙龈癌的晚期征象。肿瘤向颊部或向后部扩展累及颊肌及咀嚼肌群，常伴有严重开口困难。X线平片检查病变破坏的骨质范围是很重要的，上颌宜投照通过肿瘤中心的正位体层和通过上颌磨牙列的侧位体层片；下颌宜照患侧下颌侧位片或下颌曲面断层片。X线片上的主要表现为溶骨性破坏，无死骨或新生物，有时可见破坏骨周围有硬化型表现。晚期病例可见病理性骨折。

早期牙龈癌和牙周炎的区别是很重要的，两者都产生牙齿松动和牙痛，但二者发生的原因有本质上的不同。牙龈癌是牙龈黏膜上皮肿瘤性增殖并常形成溃疡，而牙周炎主要是牙周袋溢脓及牙槽骨吸收、牙龈肿胀，其黏膜光滑而无增殖性表现。但临床上我们看到不少病例将牙龈癌误诊为牙周炎而误拔牙齿，以致拔牙创口不愈，促使癌瘤增长加速。

牙龈癌颈淋巴结转移最常发现的部位是颌下及颈上深二腹肌群淋巴结，下颌牙龈癌较上颌转移率高。20%的患者初诊时即发现有转移，大多为晚期病例。

牙龈癌的治疗主要是手术治疗。其预后与原发癌的大小、颌骨破坏情况、治疗前是否错误拔牙以及手术是否彻底有关，早期病变治愈率可达80%以上。晚期病变采取综合治疗，5年治愈率可达60%以上。

十三、恶性黑色素瘤

恶性黑色素瘤是一种产生黑色素、高度恶性的肿瘤，仅少数为无色素的恶性黑色素瘤。黏膜恶性黑色素瘤在黄种人及黑种人中明显多于白种人。

口腔黏膜恶性黑色瘤常发生于50岁以上者，常有黏膜黑斑史，男女之比为2∶1。上颌以及上颌牙龈为最好发生的部位。患者常因牙龈上有易受刺激出血的肿块而就诊。临床上有两种表现形式：一种是开始为棕黑色肿块，迅速溃破，形成类似于鳞状细胞癌的溃疡，破坏牙槽突致牙齿松动，甚至脱落。有些恶性黑色素瘤的溃疡并非棕黑色，但仔细审视可见溃疡面瘤组织有黑色或棕黑色斑点，肿块型的黑色素瘤常局限于一个区域。另一种表现为墨浸状棕黑色斑块，表面粗糙，稍高于黏膜。这种墨浸状斑可以单发，也可以散在，主要分布于硬腭、软腭和牙龈，涉及口腔其他部位则罕见。这种墨浸斑块不断扩展，极难确定其所累及的范围，偶见在这种斑块上发生溃疡。组织学上，恶性黑色素瘤的瘤细胞呈圆形、多边形和梭形，核分裂相多，胞质丰富，含有多少不等的黑色素颗粒。细胞无色素的恶性黑色素瘤可做免疫组化染色以助确诊。

恶性黑色素瘤极易并较早发生区域淋巴结转移，还可通过血行转移播散至身体各部位。口腔黏膜恶性黑色素瘤的预后较皮肤者更差，5年生存率仅20%。

检查恶性黑色素瘤以前必须注意患者的全身情况。寻找和发现有无远部位转移是很重要的，因为这直接影响到治疗。颈部淋巴结的仔细触诊，包括耳后、耳前、面颊、颈后以及腋下淋巴结。特别是胸、腹、背部也应仔细触诊有无皮下小结存在。小的病变宜全部在正常组织内切除而不是切取部分病变送病理检查。大的病变，在手术同时切取做冰冻切片检查。如临床基本肯定、手术又不至严重影响功能及畸形，还是整体切除为佳。大范围、墨浸状或多发者，则非手术适应证。

十四、卡波西肉瘤

卡波西肉瘤在我国极少见。患者多为男性，见于各种年龄。常发生于应用免疫抑制剂、免疫缺陷性病毒（HIV）感染及同性恋患者。在大多数病例，卡波西肉瘤最初为皮肤损害，继而出现口腔损害。发生率为 70%～100%。以口腔病损为首发症状者罕见。口腔上腭为好发部位，其次是牙龈。从几毫米到1cm 直径左右的红色或淡蓝色、高起、血管瘤样肿块，边界清楚，不形成结节，无任何自觉症状，数个病变可以互相融合。而有出血、继发感染时，则形成溃疡，以至于出现坏死。病变发展极慢，可持续数年以至数十年，有的可自行消退，死亡原因主要是严重出血和继发感染。卡波西肉瘤的组织发生来源，现今一般认为，来自血管形成的细胞。组织病理主要表现在早期呈慢性炎症或肉芽组织样、淋巴细胞浸润和毛细血管样血管增生。很容易和化脓性肉芽肿、血管瘤、梭形细胞鳞癌等相混淆，时间较长的病变呈现梭形细胞交织成束并有裂隙，在这些梭形细胞间充满红细胞，但是缺乏明确的内皮衬里。红细胞外渗现象是很显著的，罕见细胞间变或呈多形性，但可见多个分裂相。局限性的病变可手术切除。卡波西肉瘤对放射线敏感，中等剂量即可获得良好效果。

十五、非霍奇金淋巴瘤

在口腔中罕见。在 HIV 感染的患者，非霍奇金淋巴瘤发生率有增高的趋势。偶尔以牙龈肿块为首发症状。发生于牙龈者往往为弥漫性，柔软，色暗红，似牙龈炎症，但龈缘不整，有时表面溃疡、坏死，初诊时易被误诊为非特异性的牙周疾病或冠周炎、坏死性龈炎（文生氏感染），需注意区别。组织学上，肉瘤是由肿瘤性的不同分化阶段的组织细胞组成。形态上有相当大的变异，并常见吞噬现象。核仁与核膜之间的清晰核浆内常有纤细的染色质条索将核仁与核膜连接起来呈蛛网状结构，构成网状细胞的典型的形态特征。治疗方法主要是手术及化学药物治疗。

非霍奇金淋巴瘤的血行播散比较明显。分化程度低和分化程度高的二型，在生物学行为上无明显差异。5 年和 10 年生存率均较低。

十六、白血病牙龈肥大

白血病牙龈肥大是由于患者的末梢血中出现大量不成熟的无功能的白细胞，这些白细胞可在牙龈组织内大量浸润积聚，使牙龈肿大，而不是由于结缔组织纤维的增生，但可并发牙龈炎。可引起牙龈肿大的白血病有急性或亚急性粒细胞性白血病，急性单核细胞性白血病。

（1）临床表现：牙间乳头、边缘龈和附着龈普遍肿胀，外形不规则呈结节状，严重者可盖住部分牙面。牙龈色暗红发绀，有时亦可表现苍白，表面光亮，呈中等硬度。龈缘处可有坏死和假膜覆盖，状似坏死性龈炎。可伴有疼痛。牙龈有明显的出血倾向，且不易止住。还可表现为牙齿松动，口臭，局部淋巴结肿大等，并有低热、乏力、贫血等全身症状。检查血象，患者的末梢血中出现大量幼稚的白细胞可做出正确的诊断。

（2）治疗：白血病患者的牙周治疗应在与内科医师密切配合下进行。口腔科治疗以保守治疗为主，切忌进行手术或活组织检查。在出血不止时，尽量采用压迫、局部或全身应用止血药等方法。全身情况允许时，可进行简单的洁治术，小心地除去大块牙石等刺激物，应避免造成组织创伤，因为白血病患者抵抗力降低，易发生致命的严重感染。

应指导患者使用软毛牙刷，正确地刷牙和使用牙线，0.12‰～0.2‰洗必泰溶液漱口等，保持口腔清洁。

十七、牙龈转移性肿瘤

口腔转移性肿瘤占口腔恶性肿瘤的 1%，通常主要累及牙龈及下颌骨。有时在身体其他处原发癌瘤未发现之前，往往先就诊于口腔科。牙龈转移性肿瘤的临床表现多种多样，主要表现为牙齿松动、牙龈红肿或易出血、局部肿痛及下唇麻木等，牙龈肿块活动度差且质地较硬。X 线检查，病损部骨质呈边缘不整齐的扇形吸收改变，极少数病例可无骨质改变。

口腔牙龈转移性肿瘤的组织学类型较多，以腺癌最多见。原发肿瘤的部位常见为乳腺、结肠、肺等。据一份芬兰报告，结肠或直肠腺癌在口腔转移癌中占 8%，26 例中 22 例转移至下颌，3 例至上颌。

牙龈转移性肿瘤的治疗，应先控制原发灶，身体健康允许时，再考虑局部转移灶的处理。转移性肿瘤一般预后较差，不久会发生广泛转移。

第五节　剥脱性龈炎

多年来，牙龈上皮的糜烂、剥脱性损害称为剥脱性龈炎，并将其作为一种独立性的疾病。现在已知，剥脱性龈炎包含多种不同的口腔黏膜疾病，大多数称为慢性剥脱性龈炎的病例，常是扁平苔藓、黏膜类天疱疮、大疱性类天疱疮或天疱疮的口腔表现。内分泌紊乱、慢性感染、药物反应等也可出现剥脱性龈炎。

（一）病因

慢性剥脱性龈炎以附着龈的表面上皮充血、剥脱为特征。最初，人们对其病因并不清楚，提出了各种病因学说。某些类型的内分泌紊乱受到高度怀疑，因为大多数患者为停经后的女性。然而，1960 年 McCarthy 等人，对 40 例剥脱性龈炎患者进行研究后宣称：该病并非为一种独立的疾病，而是多种系统性紊乱的非特异性牙龈表现。此后，在用组织病理技术诊断口腔黏膜病的过程中，确认了此观点。

（二）组织病理

剥脱性龈炎的显微镜下改变与扁平苔藓或黏膜类天疱疮一致。显微镜下，剥脱性龈炎常表现为二类型中的一种，大疱的部位与黏膜类天疱疮的组织特征极为相似；苔藓样改变部位与扁平苔藓的组织特征相似。偶见一薄的萎缩上皮，表面无或少角化层，上皮下有密集的慢性炎症细胞浸润。对此种剥脱性龈炎，目前倾向于认为是内分泌紊乱性改变。

组织化学和超微结构研究未发现有意义的特征性改变。电镜下的改变与扁平苔藓或黏膜类天疱疮相同，可见上皮与上皮下结缔组织之间的胶原纤维分离，锚状纤维数量减少。

（三）临床表现

剥脱性龈炎，临床特征因疾病严重程度不同而异。

轻度：边缘龈、龈乳头及附着龈红肿，无痛。常因牙龈颜色的改变而受到患者或医生的注意。轻度剥脱性龈炎患者多见于 17～23 岁的女性。

中度：在边缘龈和附着龈出现斑片状分布的红色和灰色病损。病损表面光亮，牙龈变得松软，按压时出现轻微凹陷，上皮与上皮下结缔组织结合不牢固，用手指按摩牙龈可引起上皮剥脱，暴露出血的上皮下结缔组织。

口腔其他部位的黏膜显得十分光亮，中度剥脱性龈炎患者常见于 30～40 岁的患者，患者常诉口腔有烧灼感；口干，对温度改变刺激敏感；吸入空气时有疼痛感，患者不能耐受调味品，刷牙可致牙龈疼痛和表面上皮剥脱。

重型：以牙龈出现散在鲜红色、不规则上皮剥脱为特征；分隔病损的牙龈呈现蓝色，故牙龈外观似斑点状。病损处的龈上皮松碎，可被小片撕脱，暴露出上皮下鲜红的组织。气流直接吹到病损处牙龈，可使上皮高起，继之形成一气疱，病损区似转移至牙龈表面另一位置。口腔其他部位的黏膜光亮，在颊黏膜咬𬉼线处可出现裂纹。

重型患者，自觉口腔内十分疼痛，不能耐受咀嚼食物、调味品或温度改变，口腔有干燥、烧灼感，在牙龈剥脱区症状尤明显。

剥脱性龈炎中，舌侧龈表面的损害常轻于颊侧，这是因为舌及食物的摩擦作用，减少了局部刺激性残留物并局限了炎症。

（四）诊断

所有伴有口腔损害的黏膜类天疱疮或大疱性类天疱疮均表现有牙龈糜烂或剥脱性龈炎。然而，由于黏膜类天疱疮是一种相当少见的疾病，故而大多数剥脱性龈炎可能实际上为扁平苔藓。10%～20%扁平苔藓的病例出现剥脱性龈炎。由于扁平苔藓是一种相对较常见的口腔疾病，因此，剥脱性龈炎是扁平苔藓的可能性较黏膜类天疱疮高得多。

仔细检查扁平苔藓患者的口腔，可发现扁平苔藓的其他形式的损害，如颊黏膜网状损害。有些患者以牙龈的损害为首发症状，出现其他部位的损害时为疾病进展的表现，此时需以组织学做诊断。

对黏膜类天疱疮，应结合其他部位黏膜的病损，如鼻黏膜、阴道、直肠以及尿道等，以协助诊断。在疾病的早期阶段，病损也可局限于牙龈，此后才出现其他部位黏膜的病损，活检时可见上皮与上皮下结缔组织分离的特征性改变。

（五）治疗

剥脱性龈炎的治疗应从引起牙龈病损的原发疾病着手。

仔细地检查口腔，有助于发现其他部位的病变。如扁平苔藓少见仅有牙龈损害而无其他部位病损者。

仔细地询问病史以发现可能同时存在的口腔外的疾病。眼结合膜炎及尿道烧灼样症状或阴道刺痛感，提示黏膜病损的多发性，而应怀疑为黏膜类天疱疮。皮肤丘疹样损害，尤其是出现在腕、踝关节，提示为扁平苔藓。绝经史或子宫切除手术史，提示可能为内分泌紊乱的原因。

病检常能确诊扁平苔藓或黏膜类天疱疮，也有助于鉴别由慢性感染如结核病、白色念珠菌病所致者。

局部治疗：局部治疗是所有类型剥脱性龈炎的基础治疗，应耐心指导患者用软毛牙刷做好菌斑控制，因为牙龈表面易受到硬毛牙刷的伤害。用含氧化剂的漱口液（如 3%的过氧化氢 1 份，加 2 份温水）每日含漱 2 次。上皮剥脱部可涂擦可的松类软膏或霜剂，但其功效是有限的。牙龈用消毒棉球沾干后，用 0.1%氟羟强的松龙、0.05%的 fhlocinonide 或 0.05%的 desonide 小心地涂布于牙龈，每日数次，可有助于减轻局部症状。

全身治疗：全身治疗主要是针对重型剥脱性龈炎，不可轻易全身用类固醇类激素治疗，因其可能出现多种副作用。在全身用激素前应对患者的全身健康状况有所了解；若考虑为黏膜类天疱疮，中等剂量的类固醇激素，常有助于缓解症状，改善组织反应。强的松，每日或隔日 30～40mg，并逐步减少到每日 5～10mg 或隔日 10～20mg 的维持量。对扁平苔藓全身使用类固醇激素治疗，少有疗效。

在很多情况下，剥脱性龈炎无法确定其最初的病因。然而，坚持局部治疗，可改善症状，其原发病将因其他病损或症状的出现而被最终发现。对增龄性龈上皮萎缩性龈炎应予以特别小心和耐心，因为全身激素对此类患者是没有作用的。若患者营养缺乏或维生素 B 缺乏，此时加以补充是有效的。

第九章 牙周炎

目前，人们公认牙周炎是一组疾病，其病因（包括致病菌和机体反应性）、病程进展以及对治疗的反应可能不同，而主要的临床表现相似。

第一节 慢性牙周炎

慢性牙周炎又称为慢性成人牙周炎或成人牙周炎等。慢性牙周炎是牙龈炎症扩延波及邻近的附着装置。其特征表现为由于牙周膜和邻近的支持骨的破坏而导致临床附着丧失。有人认为，本型占牙周炎患者的95%。流行病学调查和临床经验均证明，这一常见于成人的牙周炎在青少年中也可见到，而成人牙周炎这一术语的年龄依赖性可能产生一系列问题。因此，最近学者们建议用更正确的、非特定性的术语"慢性牙周炎"来描述这一破坏性的牙周炎。

一般来讲，这一类型的疾病被描述为慢性进展性疾病，而且有许多资料证实这一点。但是也有资料显示，此型疾病会经历短暂的快速进展。多数学者认为，疾病的进展速度不应成为否定诊断慢性牙周炎的原因。

一、病因

本病的局部因素基本与牙龈炎相同，如菌斑、牙石、食物嵌塞、不良修复体等。由于长期存在的牙龈慢性炎症引起牙周深层组织破坏而发展为慢性牙周炎，有时咬𬌗创伤也参与了对牙周组织的损伤。慢性牙周炎的龈下菌斑中最主要的是牙龈卟啉菌，其他尚有核梭杆菌、普氏中间菌、福赛类杆菌、直肠弯曲菌、小牙密螺旋体等。

二、临床表现

通常见于30～40岁，年龄越大，患病率越高，病情也越重。本型可发生于单个牙或一组牙或波及整个牙列。本病可发生在乳牙列，也可发生在恒牙列。进程缓慢，其病程可长达十余年甚至数十年。在较长的间歇期之后可能发生病情的活动和加重，但要到晚期才导致牙的松动和丧失。活动性破坏的年发生率约2.8%。患牙的周围存在着菌斑滞留的因素，菌斑、牙石的量和牙周组织破坏的严重性一致。其他如充填体悬突、不良修复体边缘、食物嵌塞、牙列不齐等也与病损直接相关。

慢性牙周炎通常无痛，但可伴有牙本质过敏、咀嚼时或咀嚼后钝痛等临床症状。急性症状如跳痛和叩诊敏感，可能是由于形成牙周脓肿或逆行性根尖周炎所致。牙龈炎症可较明显，牙龈的自发性出血加重和探诊出血明显，但也能在龈表面并无炎症，而在牙周袋的内壁存在着溃疡或病理性肉芽，在探诊后牙龈出血。牙周袋形成，袋内能探到釉牙骨质界。一般形成骨上袋。X 线片显示牙槽骨多呈水平型吸收。

牙周组织轻、中度破坏的慢性牙周炎，其附着丧失不超过牙周支持组织的1/3。如果磨牙的根分叉已受累，其临床附着丧失不超过Ⅰ度。探诊深度不超过 6mm，临床附着丧失不超过 4mm。X 线检查可能见到牙槽骨丧失，还可出现牙齿松动度增加。

牙周组织严重破坏的慢性牙周炎，其牙周支持组织丧失超过 1/3。如果磨牙的根分叉已受累，其临床附着丧失超过Ⅰ度。探诊深度一般＞6mm；临床附着丧失超过4mm。X 线检查可见到牙槽骨明显吸收，还可出现牙齿动度增加。

中、重度慢性牙周炎时，因可能伴有咬𬌗创伤的出现，患牙牙槽骨可出现垂直型吸收。牙松动、移位、牙龈退缩多在牙周炎中期以后出现。

三、诊断

中度以上的牙周炎诊断并不困难，但早期牙周炎与牙龈炎的鉴别较为困难，其主要鉴别在于牙周炎有牙周附着丧失和牙槽骨吸收，表现为在牙周袋内可探及釉牙骨质界，X 线片上可见牙槽嵴顶吸收或硬骨板消失。慢性牙周炎的牙周支持组织破坏可以是局限的，仅累及一颗牙的附着，也可以是广泛的，涉及多个牙甚至全牙列。同一患者口内可同时存在健康区、牙周组织轻中度破坏区和重度破坏区。

四、治疗

局部治疗为主、全身治疗为辅，为本病的治疗原则。

（1）向患者进行细致的讲解和指导，使其充分理解坚持不懈地清除菌斑的重要性。有菌斑的牙面应占全部牙面的 20％以下才算合格。同时，也应注意牙周炎危险因素的治疗，如戒烟、控制糖尿病。

（2）去除或控制慢性牙周炎的局部致病因素，如拔除不能保留的病牙、去除或磨改充填体悬突和过突的冠修复体、修改不合适的义齿、充填龋坏牙、磨改牙外形、正畸治疗错合畸形、修复导致食物嵌塞的开放接触区、治疗咬𬌗创伤等。

（3）用洁治术彻底清除牙石，平整根面。

（4）口腔局部可用漱口药物，如 0.02‰洗必泰液、0.02％呋喃西林液、0.02％高锰酸钾液。牙周袋内可用碘氧治疗法、消炎收敛药物（碘甘油、碘酚、药线、药捻、药棒、缓释抗菌药物等）治疗，用于控制牙周袋的炎症。

（5）必要时可用抗生素药物进行全身药物抗感染治疗，如四环素、甲硝唑、青霉素、红霉素等。还可选用促使牙周组织修复及辅助改善炎症的药物，如植物油不皂化物制剂、中药制剂、维生素类等，但这些药物的明确效果尚有待肯定。值得提及的是，应注意控制系统疾病以阻止对局部组织的不良影响，如糖尿病、贫血、消化道疾病、神经衰弱及某些消耗性疾病等。这些全身病与牙周炎互相影响，加速牙周破坏的进展。

（6）上述治疗后，若仍有较深的牙周袋，或根面牙石不易彻底清除，炎症不能控制，则可进行牙周手术。对松动牙可行松动牙固定术，借以分散𬌗力，减轻松动牙的负担。

用手术方法消除牙周袋可分为两类，一类是牙龈切除术，这种方法适用于牙周袋不深，并伴有牙龈缘肥厚或龈乳头肥大增生等牙龈形态不良者，而且必须有足够宽度的附着龈。对中等深度以上的牙周袋切除后炎症虽可消除，但牙根暴露过多，临床牙冠变长，会引起牙齿对温度化学等刺激的疼痛，因而不宜选用，对上下前牙也不宜选用。另一类是整复性的消除牙周袋方法，是使已分离的牙龈软组织与根面发生有机的新附着。这种方法很多，如内壁刮治术、翻瓣术、切除性新附着术。这类手术都是彻底去除根面的龈下牙石和暴露在牙周袋内的病理性牙骨质并加以平整根面，刮除或切除袋壁的炎性上皮和肉芽组织，使牙龈和根面重新附着。

（7）已缺失的牙应该做义齿修复，以恢复牙列功能，减轻病变牙的咀嚼负担。系统治疗后应在3～6个月定期复查，做好牙周病疗效的维持治疗。

第二节　青少年牙周炎

青少年牙周炎，在新分类中，属侵袭性牙周炎。其特点是牙周结缔组织附着和牙槽骨的迅速丧失。在10～19岁的年龄阶段，其患病率是0.1%～3.4%。青少年牙周炎分为2种类型：①局限型青少年牙周炎，疾病过程局限于切牙和第1磨牙，通常所称青少年牙周炎就是单指这种类型。②广泛型青少年牙周炎，指疾病过程波及全口多数牙齿的类型，但广泛型青少年牙周炎的存在与诊断标准实际上是有争议的。目前有人把广泛型青少年牙周炎并入快速进展牙周炎。本文所述的青少年牙周炎为局限型青少年牙周炎。

一、病因

对青少年牙周炎的病因虽然尚未完全明了，但已能肯定微生物和机体防御能力的缺陷是引起本病的两个主要因素。

1. 微生物

青少年牙周炎的龈下菌群极为复杂，各家报道也有差异。近年来有人提出假设，认为伴放线杆菌，可能是最初发病时的主要致病菌（阳性率占97%）。一旦疾病确立和加重后，牙周袋加深，炎症加重，龈下的生态环境改变，使一些严格厌氧菌如拟杆菌、艾肯菌、核梭杆菌等成为优势菌，伴放线杆菌不再占主导。实际上，上述细菌都是口腔内的常驻菌，只是由于菌斑生态环境或机体条件的改变，使它们之间的比例发生变化。

2. 全身因素

已有大量研究证明，本病患者有中性多形核白细胞趋化功能异常，这种缺陷带有家族性。患者的同胞中有的也可患本病，或虽未患牙周炎，却也有白细胞功能缺陷。近年来有人报告局限型青少年牙周炎患者有牙骨质发育不全，可能为其发病因素之一。

二、临床表现

本病始发于青春期，一般在9～25岁发病，女性多于男性。本病一个突出的表现是早期患者的菌斑、牙石量很少，牙龈炎症轻微但却已有深牙周袋，牙周组织破坏程度与局部刺激物的量不成比例。牙龈表面可无明显炎症，但牙龈自发性或探诊出血明显。病变进展迅速，牙槽骨很快可遭受破坏，而上皮附着水平随之向根尖方向移位。有人估计本型患者的牙周破坏速度比慢性牙周炎快3～4倍，患者常在20岁左右即已拔牙或牙自行脱落。

典型的青少年牙周炎患牙分布为第1恒磨牙和上下切牙，而尖牙和前磨牙区很少受累。全口患牙不超过14个（切牙、第1磨牙，外加任何2个牙位），多为左右对称。咀嚼无力，牙齿松动，尤其是上下颌中、侧切牙在病变早期即可向唇侧远中移位，出现牙间隙增大，接触点消失。后牙移位较少见，可出现不同程度的食物嵌塞。

牙周袋在早期即形成，且多为窄而深，到中后期才逐渐加宽，大多为骨下袋。X线片所见第1磨牙的近远中均有垂直吸收，形成典型的"弧形吸收"。在切牙区多为水平型骨吸收。此外，还可见牙周膜间隙增宽、硬骨板模糊、骨小梁疏松等。

有家族遗传倾向，患者的家族中常有多人患本病。有的局限型青少年牙周炎患者随着年龄增长，病变发展为广泛型，全口多数牙受累。但也有始终局限于切牙、磨牙型者，而年龄已超过25岁，有人称为青少年后牙周炎。

三、诊断

对于年轻患者，其牙石等刺激物不多，局部炎症不明显，但发现有少数牙松动，则应引起重视。重点检查切牙和第1磨牙邻面，并拍摄X线片。根据其临床特点即可做出诊断。

四、治疗

基本的治疗方法同慢性牙周炎。洁治、刮治、根面平整等基础治疗是必不可少的。调磨早接触点，消除因牙移位而产生的𬌗创伤。根据牙周袋的不同形态可采用各种手术方法消除牙周袋或减浅牙周袋的深度。在炎症控制、牙周袋变浅后，如牙移位，患者又具有恢复条件，则考虑用正畸方法将移位的前牙复位排齐，但正畸过程中务必加强菌斑和炎症的控制，加力也宜缓慢。

本病单纯用刮治术难以全部消除入侵牙龈中的细菌，故牙周局部可配合使用抗厌氧菌类抗生素治疗，并口服药物如四环素0.25g，每日4次，共服2~3周。还可考虑全身配合提高机体抵抗力的治疗方法。

本病常导致患者过早拔牙，因此特别强调早期、彻底的治疗。治疗后较易复发（有1/4患者复发），因此应加强维护期的复查和治疗，每2~3个月一次，至少持续2~3年。若患者第1磨牙病变严重，而该病员还具有未萌出的第3磨牙，X线片示该牙的牙根已形成1/3~2/3，可采用自体牙移植的方法，即将患病的第1磨牙拔除，而将发育中的第3磨牙移植于第1磨牙的拔牙窝内，有学者期望获得移植牙的牙根继续形成的效果，避免了人工修复第1磨牙。

第三节　快速进展性牙周炎

快速进展性牙周炎，在新分类中属侵袭性牙周炎。指在连续一段时间内观察到病情进展迅速，破坏严重的一种牙周炎。由Page等于1983年提出的一种独立病名，但关于它的确切定义及诊断标准尚欠完善。本型占牙周炎病例的5%。有人将本型等同于广泛型青少年牙周炎或青少年后牙周炎。

一、病因

有66%~80%的本病患者有中性多形核白细胞趋化功能异常或自体混合淋巴细胞反应异常。主要的细菌有牙龈卟啉菌、普氏中间菌、腐蚀艾肯菌、核梭杆菌、直肠弯曲菌（即直肠沃廉菌）、伴放线杆菌等。

二、临床表现

本病的临床特征有以下 9 点。

（1）患者的发病年龄是在青春期至 35 岁之间，个别患者可超过 35 岁。

（2）病损呈广泛型，影响大多数牙。

（3）某些病例（但不是所有病例）以前有过青少年牙周炎。

（4）有严重及快速的骨破坏，然后破坏过程自然停止或显著减缓。

（5）活动期有牙龈急性炎症并伴有龈边缘区桑椹样增殖，病变静止时炎症消失。

（6）菌斑沉积数量，各病例间相差悬殊。

（7）83％的患者具有嗜中性白细胞及单核细胞的功能缺陷。

（8）本型有时伴有全身症状，包括体重减轻、抑郁及全身不适。

（9）某些患者对局部治疗和系统药物治疗具有明显的治疗效果。但也有少数患者对任何治疗都效果不佳，直到牙丧失。

三、诊断

主要是根据临床表现进行诊断，目前尚缺乏特征性的实验室诊断指标。

四、治疗

（1）加强局部治疗，包括洁治、根面平整、袋内壁刮治、牙周手术等，使牙周组织破坏的进程能停止，病变转入静止期。

（2）抗菌治疗，口服甲硝唑或红霉素、四环素等，连服 2 周。深牙周袋内局部放置抗菌药物也有良好效果。

（3）支持治疗，如维生素 C 等。

第四节　青春前期牙周炎

青春前期牙周炎，是由 Page 等于 1983 年提出的一种始发于乳牙萌出期的独立疾病。在新分类中，属侵袭性牙周炎。

一、病因

本病的病因及流行病学情况不明，罕见，发病年龄可在 4 岁左右或更早。其龈下菌群有伴放线杆菌、嗜二氧化碳噬纤维菌、普氏中间菌和艾肯菌等。

二、临床表现

本病分为广泛型和局限型。

1. 广泛型

（1）牙龈有明显的重度炎症，并有增殖和龈缘退缩或龈裂。

（2）所有乳牙均可波及，恒牙可受影响，也可不受影响。

（3）牙槽骨吸收速度很快，牙松动，甚至自行脱落。

（4）周围血的嗜中性白细胞及单核细胞功能缺陷，牙龈组织中的嗜中性白细胞消失。

（5）患儿常伴有中耳炎、皮肤及上呼吸道的反复感染。

（6）对抗生素治疗反应欠佳。预后较差，即使在治疗情况下，牙龈炎症仍往往继续加重，牙槽骨吸收迅速，病情不易控制。

2. 局限型

（1）本型侵犯少数乳磨牙或前牙，部位不定。

（2）牙龈炎症较轻或为中等程度，但可有深袋。

（3）骨质破坏的速度比广泛型者缓慢。

（4）嗜中性白细胞或单核细胞的趋化功能障碍，但二者不会同时出现。一般无明显的全身伴发症状。

（5）有人报告本型患者血清中有抗伴放线杆菌或嗜二氧化碳噬纤维菌的特异抗体。

（6）一般对治疗的反应尚佳。

三、治疗

（1）用控制菌斑的化学含漱剂含漱或做牙周袋内冲洗。

（2）进行局部刮治，并配合全身使用抗生素。

（3）本病的治疗并无特殊，但应考虑年龄特点及发病类型。在家长协助及督促下用软毛牙刷清除菌斑。应长期随访。

对于早发型患者一般主张除仔细的基础治疗外，配合全身抗生素的应用。治疗后要定期复查监测疗效，间隔期应短，每隔 2～3 个月一次，待病情稳定后再做复杂的修复或正畸治疗等，同时应及时发现其家族及同胞中有无牙周炎患者。

参考文献

[1] 苑明茹，黄健，代晖. 眼耳鼻喉口腔科学[M]. 北京：科学技术文献出版社，2016.

[2] 马国武. 眼耳鼻喉口腔科学[M]. 北京：军事医学科学出版社，2012.

[3] 文忠. 眼耳鼻喉口腔科学[M]. 北京：科学技术出版社，2007.

[4] 姚念杰. 眼耳鼻喉疾病临床诊疗[M]. 北京：科学技术文献出版社，2016.

[5] 马建民. 眼耳鼻喉口腔科学[M]. 北京：北京大学医学出版社，2016.

[6] 黄海芸. 眼耳鼻喉口腔科护理. [M]. 北京：人民卫生出版社，2015.

[7] 张慧，周旺红. 眼耳鼻喉口腔科学[M]. 北京：北京大学医学出版社，2012.

[8] 文瑾. 眼耳鼻喉口腔疾病综合治疗学[M]. 北京：科学技术文献出版社，2015.

[9] 王斌全，龚树生. 眼耳鼻喉口腔科学[M]. 北京：人民卫生出版社，2009.

[10] 王宇鹰. 眼耳鼻喉口腔科护理学[M]. 北京：人民卫生出版社，2014.

[11] 李仲智. 眼耳鼻喉口腔皮肤科诊疗常规[M]. 北京：人民卫生出版社，2010.

[12] 鲁兆麟. 近现代中医名家临证类案 眼耳鼻喉病卷[M]. 北京：科学技术出版社，2014.

[13] 赵家良. 眼科[M]. 北京：中国医药科技出版社，2014.

[14] 张树洪. 临床眼科疾病学[M]. 上海：上海交通大学出版社，2018.

[15] 何宏伟. 精编眼科诊断与治疗[M]. 北京：科学技术文献出版社，2018.

[16] 赵华奇. 眼科疾病临床实用技术[M]. 北京：科学技术文献出版社，2019.

[17] 赵斌. 临床眼科诊疗技术[M]. 北京：科学技术文献出版社，2017.

[18] 彭清华. 眼科活血利水法的研究[M]. 北京：中国中医药出版社，2018.

[19] 高秀华. 现代眼科疾病诊断与治疗[M]. 上海：上海交通大学出版社，2018.

[20] 秦莹. 实用眼科疾病理论与实践[M]. 北京：科学技术文献出版社，2018.

[21] 白玉星，张娟，刘扬. 眼科疾病临床诊疗技术[M]. 北京：中国医药科技出版社，2017.

[22] 卢文胜，闫忠阳，李砚彬. 眼科常见疾病临床诊疗[M]. 北京：科学技术文献出版社，2017.

[23] 张前卫，李莉，史颖君. 新编眼科疾病诊疗学[M]. 北京：中国纺织出版社，2017.

[24] 张仁俊. 实用眼科药物学[M]. 北京：人民军医出版社，2015.

[25] 吴国会. 新编耳鼻咽喉疾病临床诊疗[M]. 上海：上海交通大学出版社，2018.

[26] 栾强. 精编耳鼻咽喉疾病临床诊疗[M]. 上海：上海交通大学出版社，2018.

[27] 朱向阳. 现代耳鼻咽喉-头颈外科诊疗[M]. 北京：科学技术文献出版社，2018.

[28] 周兵. 高级鼻内镜鼻窦手术技术[M]. 北京：中国协和医科大学出版社，2018.

[29] 王丽. 耳鼻咽喉手术学及围手术期护理[M]. 北京：科学技术文献出版社，2017.

[30] 秦昌娟. 口腔临床实用技术[M]. 北京：中国纺织出版社，2019.

[31] 刘健. 精编临床口腔医学[M]. 上海：上海交通大学出版社，2018.

[32] 牛胜德，周萃. 口腔溃疡[M]. 北京：中国医药科技出版社，2016.

[33] 燕贵军. 精编口腔科学[M]. 上海：上海交通大学出版社，2018.

[34] 刘志寿. 现代口腔疾病治疗精要[M]. 北京：科学技术文献出版社，2019.

[35] 杜英慧. 口腔固定修复工艺技术[M]. 北京：中国医药科技出版社，2019.